贵州省省级骨干专业群建设教材

GUIZHOUSHENG SHENGJI GUGAN ZHUANYE QUN
JIANSHE JIAOCAI

社区护理学

高莉　李丹丹　⊙　主编

中南大学出版社
WWW.CSUPRESS.COM.CN
·长沙·

编委会

前　言

　　2016 年，中共中央、国务院发布了《"健康中国 2030"规划纲要》，确立了"以人民健康为中心"的"大健康观""大卫生观"，它体现了以疾病护理为中心向以人群健康为中心的转变，增添了新的工作内容，扩大了护理工作范畴，使护理服务从医院走向家庭、社区和社会。社区护理是适应大众保健需求，是融预防、医疗、保健、康复、健康教育指导等功能为一体的，在实践中逐步形成发展的一门护理应用学科，是公共卫生和基本医疗服务体系的根本，是实现健康中国的重要保障。社区护理作为社区卫生服务的重要组成部分，是以社区人群健康为中心的一种新型的护理服务模式。随着社区护理的深入开展，使得社区护理学必将成为当前护理教育的前沿学科。

　　教材以"大健康观""大卫生观"为指导，紧紧围绕专业培养目标，以社区家庭和人群为主线，以基本公共卫生服务为框架，将预防为主的思想贯穿始终。从介绍社区护理的基本知识和技能着手，力求将理论和社区护理实践紧密结合，重在对社区护理实践的指导作用。为了反映社会对社区护理的需求变化，本教材从社区护理的基本知识和技能着手，以社区、群体、家庭及个体的预防保健、基本疾病管理和健康促进作为基本编写框架，介绍了以社区为中心的护理、预防保健与护理、健康教育与健康促进、突发公共卫生事件的管理和护理、以家庭为中心的护理、社区健康管理和亚健康人群的管理与护理、慢性病及传染病社区预防与管理、儿童保健与护理、妇女保健与护理、老年人群保健与护理等。

　　在本教材的编写过程中，作者参考和吸收了许多相关教材和资料，虽经编者多方努力，但由于水平有限，书中疏漏和错误在所难免，衷心祈盼读者提出宝贵意见，以便不断完善和提高教材质量，推进社区护理学科的发展。

社区护理学

编　者

2022 年 11 月

目　录

第一章

概 述

学习目标

识记
1. 能准确说出社区卫生服务、社区护理的概念。
2. 能正确陈述社区卫生服务与社区护理的特点。
3. 能正确陈述国家基本公共卫生服务规范的项目及内容。
理解
1. 能用自己的语言解释开展社区护理的必要性。
2. 能举例说明社区护士的核心能力。
3. 能举例说明社区护理主要工作方法和技术。

随着医药卫生体制改革不断深入，发展和完善社区卫生服务，提高全民健康水平，已成为我国医药卫生工作的长期发展目标之一。社区护理是社区卫生服务的重要组成部分，为社区居民提供预防、保健、疾病护理及康复等综合性护理服务。这就要求社区护士正确理解社区在健康管理中的作用，掌握社区卫生服务的基本知识，明确社区护理工作特点，才能做好社区护理服务工作。

第一节 社区与社区健康

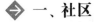 一、社区

视频：社区概述

(一)社区的概念

社区概念来源于拉丁语的"社区"一词，原意是团体、共同的意思。

在我国20世纪30年代由著名社会学家费孝通先生引入"社区"概念，并根据我国的特点将社区定义为：社区是若干社会群体或社会组织聚集在某一个地域里所形成的一个生活上相互关联的大集体。我国城市社区一般指街道、居委会，农村社区指乡(镇)、村等。

(二)社区的特点

尽管社区的诸多定义不尽相同，但对社区主要构成要素的认识是一致的。主要包括以下5个方面：

1.人群要素 一定数量的人群是社区的主体，是构成社区的第一要素。人群要素反映整个社区内部人口关系和社区整体面貌，主要包括人口的数量、构成和分布。WHO 1994 年指出一个有代表性的社区，人口数在 10 万~30 万，人口过多或过少都不利于社区的正常分工和协作。人口的构成反映社区内不同人口的特点及素质，包括年龄、性别、职业、宗教信仰、文化程度和健康状况等；人口的分布指社区内部人口集散状态，反映了内部的人口关系和这个社区的整体面貌。

2.地域要素 社区是地域性社会。地域要素是社区存在和发展的前提，是决定社区变迁的重要条件。WHO 认为：一个代表性的社区，面积在 5000~50000 平方公里。在我国，城市社区一般按街道办事处管辖范围划分，以街道和居委会为基本单位；农村社区一般以乡、镇和村划分。

3.同质要素 是社区重要文化要素。同一社区的成员一般具有相似的文化背景、行为背景和价值观念，比较容易产生相同的社会意识、行为规范、生活方式和文化氛围等，因此有一定的同质性。这种同质性会影响社区人群，促使社区居民之间形成凝聚力和归属感。

4.互动要素 社区居民进行各种社会活动及互动关系，依托于必不可少的生活服务设施，主要包括生活(住房、社区卫生服务网点)、生产(工厂、库房)、学校、医疗机构、娱乐场所、商业网点、交通通信等。

5.管理要素 管理机构和制度是维持社会秩序的基本保障。我国社区的基层管理机构为居委会和派出所，两者联合管理户籍、治安、计划生育、环境卫生、生活福利等，以规范社区人群的行为，协调人际关系，帮助解决问题，满足社区居民的需要。

(三)社区的功能

社区具有满足居民需要和管理的功能。社区功能的充分发挥有助于挖掘社区资源和开展社区卫生服务。其功能可概括为以下 5 个方面：

1.生产、消费、分配、协调和利用资源 社区居民消费物资，社区也可以从事生产和分配某些物资，以满足居民需要。

2.社会化 个体在社区生长发育到社会化，相互影响，形成本社区的风土人情价值，而这些特有的文化又影响社区的居民。

3.社会控制 是保护社区居民的各种行为规范和规章制度，如社区成立物业管理系统。

4.社会参与 社区设立各种组织、团体，举办活动，如图书馆、老人活动站等，使居民间互动，参与社会活动，以此凝聚社区力量，并产生相应的归属感。

5.相互支援 当社区的居民处于疾病或困难时，社区给予帮助和支援。社区可根据本社区居民的需要与当地民政部门或相关医疗机构联系，以满足其需要。

◆ 二、社区健康

社区健康是指在限定的地域内，以需求为导向，维持和促进群体和社区的健康，具有相对性和动态性，注重作为服务对象的个人、家庭、群体和社区的健康。护理服务对象的个体、家庭和社区之间相互影响，所处的环境变化直接影响着他们的健康活动。家庭是社区的基本单位，而家庭是由个体组成，个体的健康直接影响家庭健康，如一个家庭的优势、拥有的资源和潜在能力可促进家庭健康。保障社区每一个家庭健康的基础是健康的社区环境，因此，有必要及时、持续实施社区健康评估，调动社区自身力量和社区居民对健康相关决策的积极参与，及时解决社区健康问题，促进社区健康发展。

社区健康是一种相对的、动态的宏观健康概念，是在社区建设中，要把健康问题建立在社区文化和社区组织的结构上，由社区中的个人与团体共同努力达到的舒适、安全及平衡状态。社区健康在通过社区建设的认识，让人们知道城市已从工业城市发展到绿色城市、生态城市及健康城市，发展中的城市不仅是经济增长实体，更是改善人类健康的家园。社区健康概念的建立，可以增强人们的健康意识，创建健康环境，引导健康消费，建立健康家庭，从而改善居民的生存环境和生命质量，推动社会进步和经济发展。要促进社区健康，应以社区为范围，家庭为单位，居民为对象，提高社区居民的健康素养，激励全社区居民积极参与预防疾病和促进健康的活动，建立健康信念、培养健康意识，营造健康的社区环境。

第二节　社区卫生服务

一、社区卫生服务的概念及特点

视频：社区卫生服务1

(一)社区卫生服务的概念

社区卫生服务是社区建设的重要组成部分，是在政府领导、社会参与、上级卫生机构指导下，以基层卫生机构为主体，全科医生为骨干，合理使用社区资源和适宜技术，以人的健康为中心、家庭为单位、社区为范围、需求为导向，以妇女、儿童、老年人、慢性病病人、残疾人等为服务重点，以解决社区主要卫生问题、满足基本卫生服务需求为目的，融预防、保健、医疗、康复、健康教育和计划生育技术服务等为一体的，有效、经济、方便、综合、连续的基层卫生服务。

(二)社区卫生服务特点

社区卫生服务以满足基本医疗卫生服务需求，解决社区主要健康问题，以此提高社区全体居民的健康水平和生活质量为目标，具有以下六个方面特点。

1. 公益性社区卫生服务　提供公共卫生服务和基本医疗服务，以"人人享有初级卫生保健"为目标。

2. 主动性社区卫生服务　以主动服务、上门服务为主要服务方式，为社区服务对象提供健康服务。

3. 综合性社区卫生服务　是多位一体的服务，为社区居民提供预防、医疗、保健、康复、健康教育、计划生育技术服务等"优质、价廉、方便"的综合卫生服务。

4. 连续性社区卫生服务　贯穿服务对象生命的各个周期以及疾病发生、发展的全过程。根据生命各周期及疾病各阶段的特点和需求，提供针对性的健康服务。

5. 可及性社区卫生服务　要考虑社区服务对象的卫生服务的可及性，如卫生服务内容、价格、开设时间和地点等。

6. 协调性社区卫生服务　是社区服务系统的一部分，需要整合、协调和利用社区内外资源来实现，也需要社区卫生服务各学科、部门间的协调合作。

二、社区卫生服务的内容及对象

(一)社区卫生服务的内容

社区卫生服务以促进和维护社区居民健康为出发点，其服务内容包括预防、保健、医疗、康复、健康教育、计划生育"六位一体"的服务。主要内容有：公共卫生服务、基本医疗卫生服务及社区其他服务。

1.公共卫生服务 是社区卫生服务的一部分，以协助政府研究制定公共卫生发展战略和优先干预为重点，其宗旨是保障和促进公众健康。主要内容包括：卫生信息服务和管理，健康教育与健康促进，疫情监测和预防接种，慢性病预防控制，精神卫生服务，妇女、儿童和老年保健，康复指导和训练，计划生育指导等。同时，协助处理管辖内公共卫生事件和其他政府卫生行政部门规定的公共卫生服务。

2.基本医疗卫生服务 是社区卫生服务的主要内容。服务方式可以为上门服务、健康咨询、家庭病床、双向转诊等服务模式。主要内容包括：建立社区居民健康档案，常见病、多发病以及慢性病诊治，做好急重症病人的转诊和会诊工作，老年人、妇女、儿童、残障人群的健康服务等。

3.社区其他服务 根据社区人群基本医疗卫生需求，不断完善社区卫生服务内容，丰富服务形式，拓展服务项目，延伸社区卫生服务。鼓励社区卫生服务机构与养老服务机构开展多种形式的合作，加强与相关部门配合，协同推进医养结合服务模式。鼓励社区卫生服务机构面向服务区域内的机关单位、学校、写字楼等功能社区人群，开展有针对性的基本医疗卫生服务。引导社区居民参与社区卫生服务，通过开展慢性病病人俱乐部或互助小组、培训家庭保健员等形式，不断提高居民自我健康管理意识。

(二)社区卫生服务的对象

社区卫生服务的对象是社区内全体居民，通常按人群健康状况和社区卫生服务范围进行分类。

1.按服务对象健康状况分类

(1)健康人群：①生理健康：躯体结构完好和功能正常。②心理健康：正确地认识自我，正确认识环境和及时适应环境。③社会健康：个人适应能力在社会系统得到充分发挥，使其行为与社会规范相一致。④道德健康：健康者不以损害他人的利益来满足自己的需要，能按社会行为的规范准则来约束自己及支配自己的思想行为。对于健康人群应以预防为主，给予健康指导，增强社会适应能力。

(2)亚健康人群：是指介于健康与疾病之间的中间状态。其特征是：无临床症状和体征，或者有病症感觉而无临床检查证据，处于一种机体结构退化和生理功能减退的低质与心理失衡状态。亚健康往往不被个人所意识，不为医学所确认，具有既可向疾病发展又可向健康逆转的特点。因此应特别关注这部分人群的健康需求，使他们能够得到及时的健康照顾。

(3)高危人群：是指明显存在某些健康危险因素的人群，其疾病发生的概率明显高于其他人群。其特征是：①高危家庭：如单亲家庭、吸毒或酗酒者家庭、精神病病人家庭、残疾或长期重病者家庭、受社会歧视家庭等。②存在明显危险因素的人群：如具有不良生活方式、职业危险因素、家族危险因素等的人群。对于高危人群，要积极开展健康检查，及时发现高危人群。给予疾病相关知识的指导和行为干预，定期体检，随访和管理高危人群。

(4)重点保健人群：是指由于各种原因需要在社区得到特殊保健的人群，包括儿童、妇女、老年人和残障者等。

(5)病人：患有各种疾病，包括常见病病人和慢性病病人等。

2.按社区卫生服务范围分类

(1)以社区为中心的服务：根据社区环境及人群特点，将个体健康和群体的健康照顾紧密结合、相互促进。社区医护人员既要利用社区特点去了解相关健康问题，又要从社区个体的疾病变化反映群体可能存在的问题。主要内容包括：社区健康评估、环境卫生、健康教育与健康促进等。

(2)以家庭为中心的服务：家庭的结构和功能会直接或间接影响家庭成员的健康。主要内容包括了解个人和其他家庭成员之间的相互作用、家庭在不同发展阶段存在的重要事件，若处理不当而产生相关健康危险因素，则可能在家庭成员中产生相应的健康问题，对家庭成员造成健康损害。

(3)以个体为中心的服务：以满足重点人群的健康需求为主线，侧重于：①开展妇女常见病预防和筛查，提供婚前保健、孕前保健、孕产期保健、更年期保健。②开展新生儿保健、婴幼儿及学龄前儿童保健，协助对辖区内托幼机构进行卫生保健指导。③指导老年人及残障者进行疾病预防和自我保健，进行家庭访视，提供有针对性的健康指导。④开展慢性病病人的家庭访视及居家护理等。

三、社区卫生服务的方式

社区卫生服务是有别于综合性医院、专科医院以及专业预防保健机构的基层卫生服务，它的特点是贴近居民、就近就医、防治结合、综合服务，充分体现积极主动的服务模式。主要服务方式有：

1.上门服务　上门服务是社区卫生服务的一个重要服务方式，是建立和谐医患关系的一项重要工作。在做好健康教育宣传的基础上，与居民订立健康保健合同，向社区居民公布联系电话，提供预约和家庭出诊服务，在社区卫生调查和社区诊断的基础上，对合同服务对象及重点人群定期上门巡诊，及时处理发现的健康问题，为其提供保健服务，做到方便快捷。

2.家庭病床　以家庭作为治疗护理场所，选择适宜在家庭环境下进行医疗或康复的病种，让病人在熟悉的家庭环境中接受医疗和护理，既有利于促进疾病的康复，又可减轻家庭经济负担和人力负担。

3.健康咨询　全科医生和社区护士等卫生服务专业人员应在诊治疾病中，建立并充分发挥居民健康档案的作用，向居民提供家庭保健指导，向病人讲解疾病的转归和发展趋势、如何进行预防和日常的保健措施，耐心地接受居民的健康咨询，将健康教育和卫生保健知识的传播有机地融入医疗服务之中，帮助社区居民形成良好的卫生习惯和健康的生活方式。

4.双向转诊　在我国医疗体制改革进程中，双向转诊制是在社区首诊基础上建立的扶持社区医疗卫生，解决"看病难、看病贵"的一项重要举措，是建立"小病在社区、大病进医院、康复回社区"的就医新格局。转诊包括正向转诊和逆向转诊，正向转诊是指由下级（社区）医院向上级医院逐级转诊，逆向转诊是指由上级医院向下级（社区）医院转诊。

四、社区卫生服务组织与机构

视频：社区卫生服务2

1. 社区卫生服务组织构成　我国社区卫生服务的组织包括行政管理组织、业务指导组织和服务机构三个部分。

(1) 行政管理组织：指社区卫生服务的行业主管部门，主要负责社区机构方案和规划的制定、建立社区卫生服务的基本标准和考核办法以及对各部分卫生服务的管理和组织等。

(2) 业务指导组织：包括卫生行政管理部门、专项技术指导组织和服务指导中心。各级卫生行政部门是社区卫生服务行业的行业主管部门，主要负责通过系列的管理来加强社区卫生服务的标准化、规范化和科学化管理；专项技术指导组织，负责各项业务技术的指导、人员培训和考核工作；服务指导中心，根据规范化培训大纲的要求，建立培训计划、授课和实施考核等。

(3) 社区卫生服务机构：根据我国社区卫生服务机构的建设要求，各级政府建立以社区卫生服务中心为主体，社区卫生服务站和其他专业服务机构，如诊所、老人院、保健所等为补充的社区卫生服务网络体系。

2. 社区卫生服务机构设置

(1) 原则：机构的设置要遵循以下5个原则：①坚持社区卫生服务的公益性质，注重卫生服务的公平性、效率性和可及性；②坚持政府主导，鼓励社会参与，多渠道发展社区卫生服务；③坚持实行区域卫生规划，立足于调整现有卫生资源、辅以改扩建和新建，健全社区卫生服务网络；④坚持公共卫生和基本医疗并重，中西医并重，防治结合；⑤坚持以地方为主，因地制宜，探索创新，积极推进。

(2) 标准：

1) 服务范围：社区卫生服务机构由省管辖市政府统一规划设置，原则上要求每3万~10万居民或街道所管辖范围规划设置一个社区卫生服务中心，根据需要规划设置社区卫生服务站。

2) 床位：要根据服务范围和人口分布，至少设观察床5张；根据医疗机构设置规划，可设一定数量的以护理康复为主要功能的病床，但不得超过50张。

3) 科室：至少有临床科室（全科、中医、康复治疗、抢救室、预检分诊室）、预防保健、医技及其他科室。

4) 人员：至少有6名执业范围为全科医学专业的临床类别、中医类别执业医师，9名注册护士中至少有1名副高级以上职称的执业医师、中级以上职称的中医类别执业医师、公共卫生执业医师、中级以上职称的注册护士。每名执业医师至少配备1名注册护士。设病床的，每5张病床至少增加配备1名执业医师、1名注册护士。

5) 房屋：建筑面积不少于1000平方米，布局合理，充分体现保护病人隐私、无障碍设计要求，并符合国家卫生学标准。设病床的，每设一张床位至少增加30平方米建筑面积。

6) 设备：诊疗设备、辅助检查设备、预防保健设备、健康教育设备及其他。

第三节　社区护理

◆ 一、社区护理概述

视频：社区护理1

(一)社区护理概念及特点

社区护理也称为社区卫生护理或社区保健护理。美国护士协会定义为：社区护理学是将护理学与公共卫生学理论相结合，以促进和维护社区人群健康的一门综合学科。我国社区护理可定义为："以社区为基础、以人群为对象、以服务为中心，将医疗、预防、保健、康复、健康教育、计划生育等融于护理学中，并以促进和维护人群健康为最终目的，提供连续性的、动态性的和综合性的护理服务。"

(二)社区护理特点

社区护理从属于社区卫生服务，除具有公共卫生学和护理学的一些特点外，还具有以下几个方面的特点：

(1)以健康为中心：社区护理是以促进和维护人群的健康为中心，预防性服务与医疗护理性服务在社区护理中同等重要，是社区护理的工作重点，目的是提高整个人群的健康水平。

(2)以群体为对象：护理的对象是社区全体人群，即包括健康人群、高危人群和患病人群。社区护理的工作除了要收集和分析人群的健康状况，也要掌握群体的生活方式、工作环境、文化程度，然后解决这个人群中主要的健康问题。

(3)以预防保健为主：社区护理的服务宗旨是提高社区人群的健康水平，以预防疾病、促进健康为主。按照我国传统医学的"未病先防、已病防变、病后防复"的预防思想，相对医院护理工作特点而言，社区护理工作应该通过三级预防的途径做好社区预防保健工作。

(4)具有独立性与自主性：社区护士工作范围广，涉及内容多，要运用流行病学方法找出容易出现健康问题的高危人群，采取预防保健措施，促进人群健康，因而其工作更自主。到个人或家庭中访问护理往往是一个人，应具备一定的辨认问题和解决问题的能力，以及处理突发事件的能力，因而独立性较强。

(5)多学科多部门协调：社区中影响居民健康的因素可能涉及多个部门才能解决，如采暖不足，就需要与锅炉房、供暖公司、市政等部门沟通，所以社区护士除要与同事密切合作之外，还要与当地行政、福利、教育、厂矿等很多人员联系，只有通力合作，才能做好社区卫生服务工作。

(6)具有长期性、连续性和可及性：长期性和连续性是指在不同的时间、空间范围提供连续的、一系列的整体护理。可及性服务是社区护理的显著特点，因社区护理服务站就设在居民区内，社区居民可随时随地得到护理服务，这种服务在地域、时间、心理及经济等方面对社区居民都是便利的。

◆ 二、社区护理工作内容

社区护理服务内容主要包括：①开展社区健康护理服务；②提供个体及家庭健康护理；③进行社区预防保健；④实施健康教育；⑤开展计划免疫与预防接种；⑥开展定期健康检查；⑦开展慢性病病人管理；⑧提供急重症病人转诊服务；⑨提供临终护理服务；⑩参与社区卫生监督管理工作等方面。

视频：社区护理2

◆ 三、社区护士及角色要求

根据卫生部关于《社区护理管理的指导意见》精神，社区护士的定义和基本条件如下。

1.定义　社区护士是指在社区卫生服务机构及其他有关医疗机构从事社区护理工作的护理专业人员。

2.基本条件　①具有国家护士执业资格并经注册；②通过地（市）以上卫生行政部门规定的社区护士岗位培训；③独立从事家庭访视护理工作的社区护士，应具有在医疗机构 从事临床护理工作5年以上的工作经历。

3.社区护士应具备的能力　社区护理的工作范围、社区护士的职责和角色对社区护士的能力提出了更高的要求，要求社区护士不仅要具备一般护士所应具有的护理基本能力，而且还要特别加强以下几种能力的培养：综合护理能力、人际交往和沟通能力、独立解决问题能力、预见能力、组织及管理能力、调研及科研能力、自我防护能力、基本的应对社区紧急事件能力，以有效保证社区护理工作有序、高效、优质。

◆ 四、社区护理主要工作方法与技术

1.社区护理主要工作方法　社区护理工作方法是社区护士对社区中的个人、家庭和社区健康进行护理时使用的方法。常用的工作方法有护理程序、家庭访视、居家护理、社区流行病学调查、健康教育、健康普查、保健指导以及社区组织活动等。

（1）护理程序：以社区个体、家庭、全体组织、社区为护理对象，应用护理程序对其存在的或潜在的健康问题或环境进行健康护理。

（2）健康教育：针对具有不同健康问题或需求的个人、家庭、群体和社区，开展相关的健康教育。

（3）家庭访视：重点访视存在或潜在健康问题的个人或家庭。如访视有孕产妇的家庭或有慢性病病人的家庭。

（4）居家护理：主要对象是有健康管理需求的居家老年人、慢性病病人以及需要特殊护理的服务对象，主要提供直接护理服务、生活护理服务和自我护理指导。

2.社区护理常用护理技术　社区护理常用护理技术有基础护理技术、专科护理技术、健康教育技术和家庭护理技术。

（1）一般护理技术：包括四大生命体征的观察、测量和记录、静脉输液、各种注射法、口腔护理、皮肤护理、物理降温、饮食指导、雾化吸入、导尿、鼻饲、灌肠等基础护理操作。

（2）专科护理技术：包括患有冠心病等心血管疾病病人的家庭护理、患有糖尿病等内分泌疾病病人的家庭护理、呼吸系统疾病病人的家庭护理、神经系统疾病病人的家庭护理、泌尿系统疾病病人的家庭护理、消化系统疾病病人的家庭护理以及围产期妇女、儿科疾病病人的家庭护理、长期卧床病人的护理与功能锻炼、康复护理、居家病人临终关怀的护理等。

（3）社区不同人群的健康教育技术。

（4）家庭护理技术。

第一章PPT

第二章

社区健康教育与健康促进

学习目标

识记
1. 能复述社区健康教育、社区健康促进的概念。
2. 能正确列举常用健康传播模式。
3. 能简述社区健康教育评估的内容。
理解
1. 能概括不同人群的健康教育特点。
2. 能陈述健康教育程序。
3. 理解社区教育与社区促进的区别。
运用
1. 结合社区不同人群特点，组织开展社区健康教育活动。
2. 能运用良好的组织协调能力和人际沟通能力开展健康促进工作。

第一节 概 述

一、基本概念

(一)健康教育概念

健康教育是通过信息传播和行为干预，帮助个体或群体掌握卫生保健知识，树立健康观念，自愿采纳有利于健康的行为和生活方式的教育活动与过程。

健康教育的实质是一种有计划、有组织、有评价的教育活动和社会活动，其目的是教育个体和群体建立健康意识，促使人们自觉地采纳健康的行为和生活方式，消除或减轻影响健康的危险因素，预防疾病，促进健康和提高生活质量。

(二)社区健康教育概念

社区健康教育是以社区为基本单位，以社区人群为教育对象，以促进居民健康为目标，有目的、有计划、有组织、有评价的系统健康教育活动。

社区健康教育的目的包括：①提高社区人群的健康意识，培养居民的健康责任感；②增进居民自我保健的知识和技能；③促使居民养成有利于健康的行为和生活方式；④合理利用社区的保健服务资源；⑤减低和消除健康危险因素。

第二节　社区健康教育

一、健康相关行为

视频：社区健康教育
与健康促进

健康行为指人在生理、心理和社会适应各方面都处于良好状态时的行为表现，旨在维护和促进健康。

健康相关行为指个体或群体与健康和疾病有关的行为。按其对行为者自身和他人的影响，分为促进健康行为和危害健康行为两种，并受一些因素影响。

1. 促进健康行为　健康行为是指个体和群体客观上有利于自身和他人健康的一组行为，是与预防疾病、维护健康和促进健康相关的活动。其行为特征为有利性、规律性、和谐性、一致性、适宜性。健康行为可分为5种：

（1）基本健康行为：指在日常生活、工作中能促进健康的行为，如保证充足睡眠、生活起居规律、平衡膳食、适量运动等。

（2）避免环境危险行为：指避免自身暴露于危害健康的自然环境和社会环境中的行为，如离开污染环境、及时调整自身不良情绪等。

（3）戒除不良嗜好行为：指主动戒除不良嗜好或有意识抵制不良嗜好的行为，如戒烟、限酒、不参与赌博、不滥用非治疗性药物等。

（4）预警行为：指预防危害健康事件发生的行为或在不良事件发生后能立即做出正确处理的行为，如施工过程戴安全帽、老人避免雪天外出、事故发生后的自救和他救等。

（5）合理利用卫生服务行为：能有效、合理地利用医疗、卫生资源，主动就医、定期体检、预防接种等。

2. 危害健康行为　对自身和他人的健康造成危害的行为。主要分为4种：

（1）日常危害健康行为：在日常生活、职业活动中对自身或他人的健康带来风险或伤害的行为，如吸烟、赌博、开车看手机、违规超车等。

（2）致病性行为模式：长期的某种行为模式可以引起特异性疾病的发生，主要为A型行为模式和C型行为模式。

1）A型行为模式：与冠心病发生密切相关的行为模式。A型行为又叫"冠心病易发性行为"，其冠心病发病率、复发率和病死率均比正常人高出2~4倍，表现为做事动作快，具有时间紧迫感，语调高亢有力，喜欢竞争，对人怀有潜在的敌意和戒心，常表现为不耐烦和敌意。

2）C型行为模式：与肿瘤发病有关的行为模式，又称"肿瘤易发性行为"。研究表明，C型行为者胃癌、食管癌、结肠癌和恶性黑色素瘤的发病率比正常人高3倍左右，并可促进癌的转移，使癌前病变恶化。其核心行为表现是压抑情绪，自我克制，回避矛盾，内心反应强烈，爱生闷气。

（3）疾病不良行为：指个体从感知自身患病到疾病康复过程中所表现出来的不利于疾病

治疗和康复的行为，如隐瞒、讳疾忌医、不遵医嘱等。

（4）违规行为：指违反法律法规、道德规范并危害健康的行为，如滥用麻醉药、赌博、性伴侣混乱、抢劫、投毒等。

3. 影响健康行为的因素

（1）倾向因素：是为行为改变提供动机和理由的首要因素，是激发某种行为的内在原因，包括知识、信念、价值观、现有技能等。

（2）促成因素：是允许行为和动机最终实现的主要因素，如必要的技术和资源，其包括行为干预、服务、保健设施等。

（3）强化因素：是加强或减弱某种实施行为的因素，主要来自于行为者周围的人，如配偶、父母、医生、同事以及自身的感受等。

人的行为受到不同文化水平、不同因素的影响，健康教育在多个层次、不同场所实施综合干预效果会明显。

◇ 二、健康教育形式和对象

互联网和信息化的全面覆盖，使健康教育的传播形式发生了巨大变化，丰富了健康教育的理论和方法，有效地指导了健康教育工作的实践。

社区健康传播是指社区居委会和社区卫生服务中心利用各种传播媒介和方法，为维护和促进人类健康，将各种有关健康资料有策略地、有计划地与居民进行交流和分享的过程。通过对社区人群进行健康教育宣传和动员，居民充分认识到健康的重要价值；能够掌握自我保健的知识和方法，为自己的健康负责，为健康做好合理规划，创造真正的财富；接受健康教育是维护和促进健康的最基本、最经济的途径。社区健康教育传播的主要方法如下：

（一）信息传播的要素

一次完整的传播活动，必须存在以下要素：

1. 传播者　指传递信息的个人（医生、护士、教育者等）和团体（报社、电台、社区卫生服务中心等），是信息的发布者。

2. 信息　传播者所传递的内容。

3. 传播媒介　是信息的载体，是传递信息的中介渠道，主要包括书刊、报纸、宣传画、板报等。

4. 接受者　信息传递过程中接受信息的一方（听众、观众、社区居民）。

5. 效果　接收者接收信息后产生的反应。

6. 反馈　是接收者将接收信息后所做出的反应通过直接或间接途径传递给传播者的过程。

（二）社区健康教育主要传播种类

1. 人际传播　是指人与人、个人与团体或群体与群体之间的一种直接的信息交流沟通活动，主要通过语言来完成。主要形式为交谈、健康咨询、专题讲座、小组讨论、同伴教育等。有技巧地讲解健康教育的知识，增加社区居民对健康知识的理性和感性认识，是健康教育最基本也是最主要的方式。其特点是直接、充分、准确、易施行，不受机构、传播条件、时空的限制。反馈及时，传播者短时间内即可了解接收者对健康信息的理解和接受程度以及健康信息的传播效果。

2.大众传播 是职业性的传播机构或某个医疗保健机构通过广播、电视、微信、网络、报纸等各种传播媒介对为数众多的社会群体进行信息传递的过程。其特点是信息接收者众多、信息量大、覆盖范围广、传播速度快，基本是单向传播，缺少及时反馈，无法了解接收者的接受情况。

(三)主要健康教育形式

1.语言健康教育 是将健康知识通过有效的语言交流和沟通传递给教育对象，使其提高对健康的认识，是最基本、最主要的健康教育形式。

2.文字健康教育 是应用最为广泛的一种健康教育形式，利用各种文字传播媒介和社区居民的阅读能力来达到健康教育目的的一种方法，其材料可以反复使用，表现形式多样，包括卫生标语、宣传手册、墙报或专栏、报刊或画报等，通常与其他传播形式同时应用。

3.形象化教育 是以图片、照片、视频、模型等为传播媒介，通过视听觉感应获得健康信息的形式。

4.电化健康教育 是利用先进的多媒体电子设备，向教育对象传递健康信息的教育形式。具有形象、逼真等特点，容易被教育对象所接受。

5.网络健康教育 是通过信息网络，以电脑、手机为载体将健康教育内容传递给教育对象的形式。其信息资源丰富，传播广泛，不受时空限制，是各种教育方法的全面整合。

6.民间传统健康教育 是利用民间特有的传统艺术形式开展健康教育活动。本方法适用于特定地区和人群，提高教育对象对健康知识的理解。

各种健康教育形式都有所长，但没有一种方法是万能的。因此，在明确健康教育的地点、对象、目的的前提下，必须根据其不同的特点，灵活选择适宜的健康教育传播方法。

(四)社区健康教育对象

在进行群体健康教育时，为了使健康教育的内容更具有针对性，可将社区居民分为健康人群、高危人群、患病人群和病人照顾者四类。

1.健康人群 健康人群是社区中所占比例最大、最缺乏健康教育需求的人群，由各个年龄段的人群组成，不重视健康，并排斥健康教育。对于这类人群，健康教育要侧重于卫生保健，帮助养成健康的生活方式，远离疾病源，重视疾病的预防及早期诊断。

2.高危人群 高危人群是指那些目前尚健康，但存在某些潜在的易致病的不良行为、生活习惯和生物因素的人群。致病的不良行为或生活习惯包括高盐、高糖及高脂饮食，吸烟，酗酒等；生物因素主要是个体遗传因素，如高血压、糖尿病、乳腺癌等疾病家族史。

这类人群中会有一部分人对疾病过于恐惧，因个体的某种家族病史而过分焦虑，忧心忡忡。针对这类人群，健康教育应侧重于预防性健康教育，从而帮助他们掌握一些自我保健的技能，如高血压、糖尿病等的自我监测及一些疾病的早期自我监测等；另有一部分人对自己的不良行为或生活习惯不以为然，把健康教育看作是小题大做、故弄玄虚。对于此类人群，应帮助他们自觉地纠正不良的行为及生活习惯，积极地消除致病隐患。

3.患病人群 包括各种患急、慢性疾病的人群。这类人群可根据其疾病过程分为4期：即临床期、恢复期、残障期及临终期。

　　临床期、恢复期、残障期的病人通常对健康教育比较感兴趣，他们均不同程度地渴望早日摆脱疾病、恢复健康。因此，对于这三期的病人，健康教育应侧重于康复知识的教育，以帮助他们积极地配合治疗，自觉地进行康复锻炼，从而减少残障，加速康复。对于临终期病人多给予临终关怀和临终教育，帮助他们正确面对死亡，减少对死亡的恐惧，尽可能平静而舒适地度过人生的最后阶段。

　　4.病人照顾者　包括病人家属和雇佣的护理员，这个群体与病人接触频繁，他们的健康观念和行为直接影响病人的康复。健康教育应侧重于疾病防治知识、自我监测技能及家庭护理技能的教育，一方面提高他们对家庭护理重要性的认识，坚定持续治疗和护理的信念，达到科学地护理、照顾病人的目的；另一方面指导他们掌握自我保健的知识和技能，在照顾病人的同时，维持和促进自身的身心健康。

第三节　社区健康教育程序

　　社区健康教育是指以社区为单位，以社区人群为教育对象，以促进社区居民健康为目标，有组织、有计划的健康教育活动，其实施过程有周密的组织和严谨的计划。社区健康教育的程序是指导社区健康服务人员有效完成健康教育工作的关键，其全过程分为5个步骤：社区健康教育评估、确定社区健康教育问题、制订社区健康教育计划、实施社区健康教育计划以及社区健康教育评价。

一、社区健康教育评估

　　社区健康教育评估是健康教育者通过各种方式收集有关教育对象的

视频：社区健康教育程序1

资料，了解教育对象对健康教育的需求，为开展健康教育提供依据的过程。评估的内容包括4个方面：

　　(一)教育对象

　　健康教育对象对健康教育的需求是社区护士应重点收集的资料。资料包括：

　　1.一般情况　包括性别、年龄、职业、健康状况、经济收入、住房状况、交通设施、疾病史、学习条件及自然环境等。

　　2.生活方式与嗜好　包括吸烟、酗酒、卫生习惯、饮食习惯、睡眠、体育运动习惯等。

　　3.学习能力　包括文化程度、学习经历、学习的愿望、态度及心理压力等。

　　4.对健康知识的认识和掌握情况　包括常见疾病相关知识、服用药物的注意事项、不良行为对疾病影响的认识等。

　　(二)教育环境

　　教育环境包括自然环境和人文环境。

　　1.自然环境　如健康教育场所是否安静、舒适，有利于进行教学等。

　　2.人文环境　教育过程中是双向的交流，良好的信任关系是保证健康教育成效的必要条件。

(三)教育者

包括教育者的教学能力、教学水平、教学经验等。

(四)医疗卫生服务资源

医疗卫生服务资源包括医疗卫生机构的数量、卫生服务人员的人数及专业配置、地理位置、享受基本医疗卫生服务的状况、卫生立法与卫生政策等。

二、确定社区健康教育问题

统计所采集的相关社区健康资料，分析和确定社区存在的健康问题和社区居民的教育需求。确定社区健康教育问题可以分以下几个步骤：

1. 统计数据，列出社区居民现存的或潜在的健康问题。

2. 选出可以通过健康教育解决或改善的健康问题，对不可干预的健康问题和行为因素导致的、可干预的健康问题进行分类。

3. 分析健康问题对受教育者健康的影响程度，将问题按严重程度排列。

4. 根据目前所具备的能力及资源和社区健康教育需求，决定所开展的健康教育项目。

5. 找出与健康相关的各种因素，包括行为因素、环境因素、社会因素等。

6. 确定健康教育的优先问题，可依据"三性"进行排序。

(1)严重性：死亡率高、发病率高、伤残率高、危害大、群众普遍关注。

(2)可干预性：通过健康教育可以解决的与行为密切相关的健康问题。

(3)可行性：有成熟的技术条件，居民易接受。

三、制订社区健康教育计划

社区健康教育计划应由教育者与其他社区卫生服务人员、社区基层组织领导及教育对象共同磋商制订。在制订计划时，要以教育对象为中心，充分考虑他们的接受能力和实际状况，有利于计划的有效实施，社区健康教育计划的内容主要包括以下两个方面：

(一)设定社区健康教育目标

健康教育计划必须有明确的目标，它是计划实施和效果评价的主要依据，如果缺乏明确的目标，整个计划将失去意义。目标有总体目标和具体目标两种：

1. 总体目标　又称计划的目的，指计划的理性预期。它是宏观的，甚至计划者并不能亲自看到这种结果。它只是给计划提供一个总体上的努力方向。例如，传染病控制计划，其总目标可以提出："杜绝传染病流行"。

2. 具体目标　又称计划的目标，是为实现总体目标设计的、具体的、量化的指标。其要求可归纳为 S-M-A-R-T(具体的—可衡量的—可达到的—可信的—有时间性的)5 个英文字母。具体来说，计划目标必须回答 4 个"W"和 2 个"H"。

Who—教育对象，对谁。

What—具体改变内容(知识、信念、行为、发病率等)，实现什么变化。

When—改变时限，多长时间能改变。

Where—影响范围，在什么范围内实现改变。

How much 变化程度多大。

How to measure it 观测方法，如何测量。

例：某社区居民限盐的具体计划

某社区通过实施限制食盐摄入量的计划，1 年后 40% 的家庭、2 年后 50% 的家庭知道有关"食盐超过限量危害健康，合理摄入食盐有利健康"的教育内容；使 30~75 岁人群的限盐计划由执行前的 30%，提高到 1 年后 50%，2 年后的 70%。在本计划中具体回答了：

对谁——某社区中 30~75 岁人群。

什么变化——食盐摄入量下降。

在多长时间内实现变化——执行计划后 1~2 年。

在什么范围内实现这种变化——某社区。

变化程度多大——执行计划后限盐人数第 1 年达到 50%，第 2 年达到 70%。

健康教育的具体目标一般分教育目标(为实现行为改变所必须具备的知识、态度、信念、价值观及个人技巧等)、行为目标和健康目标三个方面。以预防高血压为例，举例说明：

(1)教育目标：执行该计划 1 年后，知识方面：70% 的人群能说出三项以上高血压的危害，60% 人群能说出高血压的主要原因；信念方面：50% 的人群相信自己能减少高血压的相关行为；态度方面：50% 的人群表现在减少食盐摄入量，以后更要努力控制食盐量；价值观方面：60% 的人群认为健康最为重要，为了健康应控制血压；技巧方面：60% 的人群学会应用食盐限量勺，40% 的人群会计算总体摄盐量，50% 的人群掌握指导其他居民控制食盐摄入的能力。

(2)行为目标：60% 的人群开始控制摄入食盐量；40% 的人群能劝告家人清淡饮食。

(3)健康目标：从执行健康教育至目标人群健康状况的变化，往往是一个长期的变化过程。因此，健康目标的选择取决于该项目计划的性质、持续时间、是否可能在执行期内产生健康效应。

(二)选择适当的社区健康教育方法

健康教育方法直接影响健康教育的结果，在选择健康教育方法时，应以满足教育对象的需求、充分利用教育对象的优势为原则。针对教育对象的数量，选择个体健康教育、家庭健康教育或群体健康教育；针对教育对象的生理和心理状况、文化水平，可选择文字、影像、讲座、家庭访视等不同的健康教育形式，确保健康教育目标的实现。

四、实施社区健康教育计划

社区健康教育实施是将计划中的各项措施变为实践活动。在具体实施社区健康教育计划的过程中应注意以下两点：

(一)争取社区领导和居民的理解与支持并做好教育前准备

由于社区健康教育涉及范围广、部门多、组织协调工作量大，需要社区各部门的积极配合，在进行社区健康教育前应做好以下工作：

1.向社区或社区单位领导做好汇报和宣传工作，获得社区基层领导

视频：社区健康教育程序2

及管理者的支持。

2. 调动社会各界力量，创造执行计划的良好内外部环境。

3. 提高健康教育者知识水平，做好健康教育者的各项技能培训。

4. 树立社区居民健康教育典范，带动居民积极参与，推动工作深入发展。

5. 不断调查研究，常总结、常交流、做好经验积累。

(二)社区健康教育者应遵循的基本原则

健康教育者是达到健康教育预期的关键因素之一，在实施社区健康教育计划过程中，为了确保健康教育的效果和质量，教育者应注意以下几点：

1. 内容、形式和时间相适宜 根据教育对象的学习动力和愿望以及学习能力选择教育形式及教育语言，以保证教育内容能准确地被教育对象理解、接受；合理安排教学时间是确保教育活动成功的另一重要因素，应根据教育对象的具体情况安排教育活动的时间。

2. 营造良好的教育环境 教育环境包括自然教育条件、人际关系及教育氛围，教育者应充分利用现有资源，使教育对象感受到掌握健康知识的必要性。

3. 鼓励教育对象积极参与 教育对象的积极参与是保证社区健康教育质量、促进健康教育深度发展的主要因素。教育者与教育对象的互动既可增加交流信息的机会，又可增进彼此的信任，对教育目标的实现具有重要作用。教育过程中可通过鼓励、邀请、提问、角色游戏等方式给教育对象创造参与的机会，并及时给予肯定和表扬，提高其参与的积极性，而愉快的体验更利于接受教育。

4. 及时进行评价 及时评价是保证教育质量、第一时间发现问题、修正计划的重要手段，也是不断补充和完善社区健康教育计划的有效方法。

五、社区健康教育评价

社区健康教育评价是将社区健康教育结果与预期目标进行比较的过程，也是全面检测、控制计划，确保方案实施成功，并取得应有效果的关键步骤，其贯穿于实施计划的全过程。评价已成为衡量一项计划是否科学合理的重要标志。

(一)评价种类

社区健康教育评价主要包括以下三种类型：

1. 形成评价 是在计划执行前或执行早期对计划内容所做的评价，其目的是确定健康教育对象的教育需求，在计划实施前对目标人群进行了解，为健康教育和干预计划的设计和执行提供所需的基础资料。形成评价是评价现行计划目标是否科学合理、指标是否恰当、执行人员是否有能力完成该计划的一个程序，是使计划更完善、更合理、更可行、更容易为群众所接受的有效措施。

2. 过程评价 是对实施计划各项工作活动的跟踪检测过程，了解健康教育实施过程是否按计划的程序进行，健康教育计划有无缺陷，包括对计划的设计、组成、实施过程、管理、工作人员工作情况等进行评价。过程评价是评价实施计划的质量与效率，而不是评价计划的结果和行为效应，目的在于控制计划的质量，又称为质量控制或计划质量保证审查。

3. 效果评价 是明确健康教育和健康干预的效果，包括近期效果评价、中期效果评价和远期效果评价，其中，远期效果评价又称为结局评价。根据干预项目、时间限制和资源的配置，有些计划侧重于过程评价、评估干预力度。而实施时间长、范围广的计划，应该进行较完整的效果评价，健康教育的最终效果是建立在知识、信念、行为的转变上，往往需要几年、十几年甚至几十年才能表现出来，因此效应评价是健康教育评价的主要内容。

（1）近期和中期效果评价：又称效应评价，评价的重点是健康教育计划内容对教育对象的知识、态度、行为的直接影响。主要包括：①影响有关键康行为的倾向因素（包括知识、态度、信念等）、促成因素（资源、技术）及强化因素改变的程度。②行为改变情况，促进健康的行为有无增加，危害健康的行为是否得到控制，如儿童意外事故下降了多少，暴露于危险环境的机会是否减少。③政策、法规制定情况，领导及关键人物的思想观念是否得到转变，是否制定有利于健康的政策、法律，行政对健康教育的干预程度、效果。

（2）结局评价：也称远期效果评价，评价健康教育计划最终目标完成的情况，人群健康乃至生活质量是否有改善。

（二）评价方法

1. 观察法　重点评价通过健康教育后教育对象是否产生了预期的健康行为，健康行为包括内在健康行为（如健康投资、主动适应环境、良好的人际关系）和外显健康行为（如有良好的卫生习惯、不吸烟、不酗酒等），要了解真实的行为改变可用直接观察法进行观察。

2. 提问法　主要用于测评教育对象对健康教育内容掌握的情况，提问时应使用开放式提问方式，尽量避免封闭式提问方式。

3. 问卷调查法　利用问卷或表格对教育对象进行健康知识、技能和教育质量的测评。

4. 抽样评价法　主要用于健康教育效果的综合评价。根据健康教育质量的控制要求，确立合格标准，然后确定抽检人数、抽检项目、抽检方法及评分标准，根据样本对教育对象进行质量评价。

评价贯穿于健康教育的全过程，教育者要明确评价的意义和作用，及时对健康教育效果做出正确评价，以促进健康教育计划的实施。

（三）评价指标

常用的健康教育评价指标如下：

1. 反映个体或群体卫生知识水平的指标

卫生知识普及率＝（社区内已达卫生知识普及要求人数/社区总人数）×100%

卫生知识知晓率＝（调查中对某种卫生知识回答正确人数/调查总人数）×100%

2. 反映社区健康教育工作的指标

社区健康教育覆盖率＝（社区内接受健康教育人数/社区总人数）×100%

3. 反映个体或群体卫生习惯或卫生行为形成情况的指标

健康行为形成率＝（调查中形成某种健康行为的人数/调查总人数）×100%

4. 反映群体健康状况的指标　发病率、患病率、死亡率、病死率、人均期望寿命及新生儿死亡率、少年儿童的生长发育等指标。

第四节 社区健康促进

一、概念

(一)健康促进概念

健康促进是指一切能促使行为和生活条件向有益于健康改变的教育与环境支持的综合体。其中,教育是指健康教育,环境是指对健康教育能产生有效支持的自然环境、社会环境和自然政治环境的总和,而支持包括政府的承诺、政策、立法、财政、组织等各个系统。

健康促进以健康教育为基础,强调健康教育与支持性环境的整合,重点解决社会动员、社会倡导和相关部门协调问题。健康教育与健康促进的比较见表2-1。

表2-1　健康教育与健康促进的区别

项目	健康教育	健康促进
主体	医护人员	政府或政策制定者
核心	个体或群体行为改变	建立可持续的环境支持
特点	双向传播,对象明确,常局限于疾病危险因素	全社会参与,多部门合作,对健康危险因素进行全方位干预
方法	结合知识传播,以教育为主	多因素、全方位、整合性,强调组织行为和支持性环境的营造
效果	可致KABP的变化,可带来个体健康水平的提高,但难以持久	个体和群体健康水平提高,具有持久性

(二)社区健康促进概念

社区健康促进是指通过健康教育和环境支持,改变个体和群体行为、生活方式与社会的影响,降低本地区发病率和死亡率,为提高社区居民生活质量和文明素质而进行的活动。社区健康促进的构成要素包括健康教育以及一切能够促使行为、环境向有益于健康改变的政策、组织、经济等支持系统。

二、社区健康促进工作方法

社区健康促进工作方法是挖掘社区各种资源,调动社区居民和单位积极参与健康促进工作,其主要方法是健康教育、健康宣传和提供健康服务,各种调查活动为健康教育与健康促进项目的开展提供依据。

(一) 健康传播形式

1. 健康宣传活动 通过广播、电视、移动网络、报纸等各种传播媒介，将健康内容向全民广泛宣传，提高全民参与的自觉性；宣传生态文明建设，将健康环境理念通过各种传播形式传递给居民，如低碳环保、资源的循环利用等，发布健康核心信息，播放健康知识和健康公益广告；广泛宣传正确的价值观、生活观和健康观，弘扬健康道德，增强个人和社会对健康所承担的责任意识，努力形成共建共享的良好局面。

2. 健康巡讲活动 深入机关、企业、学校、社区、乡镇等开展以《公民健康素养66条》为重点内容的群众性的大型系列讲座和各类咨询活动。社区卫生服务中心每年至少开展12次公众健康咨询活动；社区卫生服务站(村卫生室)至少每两个月举办1次健康知识讲座。

3. 卫生宣传日活动 推广和普及有关健康知识，提高人民健康水平。

4. 普及防病知识活动 积极开展预防传染病、地方病健康促进与教育活动，重点做好禽流感、艾滋病、结核病、传染性肝炎等传染病健康教育与健康促进工作；加强应对突发公共卫生事件知识的宣传教育和行为干预，提高公众的防范意识和应对能力；普及慢性非传染性疾病防治知识；针对乡镇卫生与农民健康的主要问题，宣传饮水安全卫生、粪便无害化处理、烟草危害与控制、病媒生物防治等知识。

(二) 倡导健康生活方式

组织各类健康促进活动，引导居民逐步形成合理膳食、适量运动、安全防护、控烟限酒、心理平衡的健康生活方式。

1. 全民健身运动 充分利用各种资源，指导群众掌握科学锻炼方法，健全全民健身运动组织，引导居民养成日常健身锻炼的习惯。

2. 食品安全与健康饮食 普及饮用水安全、食品安全和营养知识，加强对幼儿园、学校、医院及集体用餐单位的营养知识和食品安全知识培训；引导居民合理膳食，传播健康的饮食文化和观念，指导居民根据自身情况合理选择低盐、低脂、低糖食品。

3. 控烟限酒、安全防护 制定公共场所禁烟规定，开展吸烟危害健康、控制吸烟的健康教育，树立控烟意识，杜绝在公共场所吸烟；严禁向未成年人销售烟草，减少青少年吸烟人群。以创建无烟单位为抓手，重点推进机关、医院、学校、单位室内控烟工作；开展酒精对健康和公共交通危害的宣传，提倡文明健康饮酒方式，预防和减少酒精引起的公共危害。

(三) 影响健康促进活动的主要因素

1. 社区参与程度 社区参与度越高，其健康促进活动效果越明显。社区组织动员的层次包括领导层、社区人群、宗教团体、专业技术群体、家庭及个人。要发动全社会共同参与，开发各级政府和有关部门，协调社区各部门及社会组织支持和参与，并形成支持性网络，共同对社区的健康承担责任，创造有益的健康促进环境。

2. 干预与支持是中心环节 健康促进从整体上对群众的健康相关行为和生活方式进行干预。其内容包括疾病防治、生态和社会环境的改变等，范围广泛，涉及个体、家庭、社区的身心健康，贯穿于医疗保健服务的各个方面。既可促进群众对医疗保健资源的利用，又可督促医疗保健服务质量的提高，为群众创造健康的社区环境。

3. 加强信息传播是重要手段 充分利用社区的传播渠道，采用多种传播手段相结合的方式，扩大健康信息的传播。

4. 开发利用社区资源，加大资金投入是保证。

5. 加强人员培训是基础　人才队伍建设是健康促进的重要环节之一。健康促进人员的专业水平高低直接影响着健康促进工作的开展质量。

6. 注重计划设计和评价是关键　为避免健康促进工作的盲目性与减少社区资源浪费，使工作有条不紊地进行，健康促进应以健康需求评估为基础，应具有明确的目标、任务、方法、所需资源、实施步骤和进度等，形成计划并加以实施。

（四）社区护士的健康促进工作

健康促进是社区护士基本工作职责的一部分，了解政府部门出台的相关政策和支持，了解居民、家庭和社区潜在健康危险因素和各自相应的预防措施；对有健康需求的居民提供必要的支持和鼓励，使其获得自信并找到解决健康问题的方法；向社区居民普及健康知识，强化健康意识，指导社区居民维持健康卫生的基本技能，改善居民的健康状况。

第二章PPT

第三章

社区护理程序

社区护理程序是社区护士为护理对象确认护理问题和解决问题的系统的、科学的工作方法，是一个综合的、动态的、具有决策和反馈功能的过程，包括社区护理评估、社区护理诊断、社区护理计划、社区护理计划的实施和社区护理评价 5 个步骤。

第一节　社区护理评估

社区护理评估是社区护理程序的第一步，通过客观的科学方法收集与社区健康状况相关的资料，并对资料进行整理和分析，确定社区的健康问题及健康需求，同时找出导致这些问题的相关因素，以及与这些问题有关的社区内的组织机构、政策、资源现状，为社区护理诊断和计划提供参考。

◆ 一、社区护理评估内容

(一) 社区人群

1. 人口数量、密度　社区人口数量的多少和密度的高低将直接影响社区所需卫生保健资源及其分配情况。人口过多、密度过大会使社区卫生保健服务的工作负荷增加，还会增加生活的压力及环境污染的可能性；人口密度太小则会增加提供社区卫生服务的难度。

2. 人口构成　不同年龄段有不同的健康需求，根据人群的年龄构成可以确定社区主要需求；根据婚姻构成可了解社区的主要家庭类型及判断有无潜在影响家庭健康的因素存在；根据职业构成可间接反映社区居民的收入水平及判断职业是否会对健康产生危害；根据文化程度构成可了解社区居民接受健康信息的能力，及遵循卫生人员劝导养成良好行为与生活方式的能力，可供制定健康教育方案时参考。

3. 人口健康状况　社区护理的最终目标是促进社区整体健康。了解社区居民的主要死亡原因、死亡年龄、各种死亡率（如孕产妇死亡率、新生儿及婴幼儿死亡率等）、主要疾病谱、疾病的地理分布、疾病的时间分布、人口的平均寿命、高危人群数、职业健康等，可作为衡量社区人口健康状况的指标。

4. 人口健康行为　指居民为了增强体质和维持身心健康而进行的各种活动。评估时，收集资料应包括基本健康行为、保健行为、疾病预防和治疗行为、避开环境危害和戒除不良嗜好的行为、意外事故发生后的自救行为、有无与健康有关的习俗或迷信等行为。

（二）社区地理环境特征

1. 社区的基本情况　社区所处地理位置、界线、面积、与整个大环境的关系等，是社区护士要了解一个社区时需掌握的最基本资料。

2. 自然环境　社区的自然环境可影响社区的健康。评估时需注意有无特殊的自然环境，如是否有河流、山川，这些自然环境是否会引起洪水、泥石流，对健康或生命有无威胁，同时还应了解社区居民能否有效利用这些自然资源。

3. 动、植物分布情况　了解社区内有无有毒、有害的动植物，有无外来物种，宠物有无接种疫苗，社区绿化的情况；社区居民对动植物存在的利与弊的理解，居民是否知道如何防范等。

4. 人为环境　评估社区的人为环境对社区自然环境的影响，如医院、诊所、工厂、桥梁等，这些人为建筑是否破坏社区的自然环境，是否对空气、水资源造成污染，一些化工厂、加油站有无存在安全隐患、是否会对居民的生命安全造成威胁，社区生活设施及医疗保健服务设施的分布及便利情况如何。了解居民居住条件如何，如房子面积、朝向，是否通风、供水、取暖、照明设备是否齐全以及周边绿化情况等。

（三）社会系统

1. 卫生保健系统　评估社区内提供健康服务机构的种类、功能、地理位置、服务范围、服务时间、卫生经费来源、收费情况、医护人员的数量、医护人员的素质、医护人员的技术水平、设备与人口的比例、就诊人员特征等，以及这些机构能否为社区中所有居民包括健康人群、高危人群、患病人群及特殊人群提供全面连续的健康服务、卫生服务资源的利用率、居民的接受度和满意度等。同时评估社区的转诊程序，以及保健机构与其他机构的配合情况。

2. 经济系统　政府的经济状况决定了可能投入到社区卫生服务福利事业中的经费和资源数量；社区居民的经济水平与他们是否会积极寻求健康服务有很大关系，经济越发达，居民越注重健康。因此，社区护士评估时需了解居民的经济状况，如职业、收入、社区中的贫困户分布等。

3. 社会服务及福利系统　社会服务机构包括商店、饭店、旅馆、托儿所、家政服务公司等。这些机构的存在可以让居民生活更便利。社区护士需评估社区服务机构的分布和利用度，还要了解福利政策及申请条件，民众的接受度、满意度等。

4. 通讯系统　社区的通信功能是否完善，直接影响到能否顺利向社区居民提供健康知识。评估时主要了解社区居民平常获取信息的途径，如电视、报纸、网络、杂志、电话、信件等，为将来制订计划时选择合适的沟通途径提供依据。

5. 娱乐系统　成熟社区应该提供娱乐和休闲的活动场所，以提高居民的生活质量。评估时注意目前娱乐的类型、数量、分布及利用度、居民的满意度等情况，如评估有无居民健身场所、公园、儿童活动场所及这些场所对大众的开放程度、费用、管理机构；评估时还需注意社区中有无对健康有潜在威胁的娱乐场所如 KTV、棋牌室和网吧等，判断它们对社区居民健康的影响。

6. 交通与安全系统评估　交通是否便利，尤其是去医疗保健机构是否方便，主要的出行方式、路况优劣、费用高低，有无道路标志不清、交通混乱、人车混杂的情况，是否为残障者创造了无障碍通道；社区的治安现状、居民的安全感、消防设备安装情况，附近有无消防队、警察局、环保局等。

7. 教育系统　需要评估社区中居民的文化程度，包括文盲、小学、中学、大学人员占社区人口比例；社区中正式与非正式的教育机构，这些机构的类型、数量、地理分布、师资、教育经费投入、学校健康保健系统及利用情况，居民的接受度和满意度；适龄人口入学率，如社区中的家庭是否都有能力供孩子上学，社区内学龄儿童能否都完成义务教育。

8. 政治系统　政府对民众健康的态度和相关政策关系到健康计划能否顺利执行。需评估社区的人群健康保健的相关政策、政府官员对大众健康的关心程度及用于卫生服务的经费等，还需评估社区主要管理机构（如居委会、民政局等）的分布情况、社区中各领导人的联系方式和工作时间，以便在实施计划时得到他们的帮助和支持。

9. 宗教系统　宗教信仰可影响到社区居民的生活方式、价值观和健康行为。社区护士要评估社区中有无宗教组织、宗教类型、信徒人数、有无领导人、有无活动场地，以及对居民健康的影响等情况。

◆ 二、社区护理评估方法

通常将社区评估的资料分为两类，主观资料和客观资料。主观资料通常指由观察收集而来的资料，包括评估者根据个人感官，如视觉、听觉、味觉、嗅觉、触觉等感觉到的社区问题和状况。客观资料通常指从统计报表或借助医疗器械检测而得来的资料。在收集资料时，可根据不同的目的、不同的对象使用不同的方法。

1. 社区实地考察　又称挡风玻璃式调查，也称周游社区调查法，是指护士通过自己的观察主动收集社区的资料，如人群的一般特性、住宅的一般形态及结构、社区居民聚集场所的情况、各种服务机构的种类及位置、垃圾的处理情况等。具体做法是在社区范围内步行或坐在车上，观察社区人群的生活形态、互动方式，了解不同地理、人文、社会、环境、经济发展等情况。为了减少因主观因素而造成的偏差，要求由不同社区护士进行社区实地考察，或由同一社区护士进行至少两次的实地考察，并综合两次或两次以上的考察结果。

2. 查阅文献　可以通过全国性或地方性的调查、其他机构的卫生统计报告判断社区整体状况，还可通过了解社区组织机构种类、数量、居委会数量、负责人、社区人口特征、人员流动等情况资料，了解社区活动安排及居民的参与情况。

3. 重点人物访谈 是通过对社区中重点人物进行访谈，了解社区发展的过程、社区的特性以及社区的主要健康问题及需求等。社区中的重点人物包括各阶层非常了解社区的人，可以是社区的居民、社区的工作人员或在社区中非常具有影响力的人。

4. 社会调查法 主要用于补足其他方法未收集到的社区资料，尤其是居民对社区健康的期望等方面的资料。社会调查法包括问卷调查法和信访法。

(1)问卷调查法：是由经过统一培训的调查员，用统一的调查问卷对调查对象进行访谈来收集资料。如果想就某个主题了解社区居民的态度或看法时，应选取不同层次的人作为访谈对象，可按年龄进行分层，也可以按教育程度、经济水平或其他特征进行分层，以使访谈结果更具群体代表性。问卷调查法中，问卷的设计质量是调查成功的基础。因此，在设计问卷时应注意以下几个方面：①问卷应切合研究目的的需要，项目不要太多或太少；②一个问题只能询问一件事，以使调查对象可做出明确的答复；③慎重处理敏感问题；④避免对调查对象进行诱导性提问；⑤问卷不应超出应答者的知识和能力，不要过于抽象和笼统。

(2)信访法：是将设计好的问卷通过书信的方式寄给调查对象，然后进行回收整理，从而了解社区存在的健康问题。对样本量比较大，内容简单或涉及一些敏感性问题的调查可采用信访法。该法调查范围广、效率高、经济易行，但不能保证回收率。采取该方法时应注意以下几点：①调查者的权威性可以影响受试者的意愿，因此最好以某些有名望机构的名义进行调查而不用私人名义调查；②文字简练，通俗易懂，篇幅不宜过长；③为了应答者方便，不增加负担，应在寄出问卷的同时邮寄一个贴好邮票及写好收信人地址的信封。

5. 参与式观察 社区护士以社区成员的角色直接参与社区活动，通过观察，了解居民目前的健康状况资料。

6. 社区讨论 社区护士通过讨论会的形式了解社区居民的需求及居民对社区健康问题的态度和看法，给社区居民提供发表意见和建议的机会。讨论会还可提高居民参与社区活动的积极性，是解决社区健康问题方案的较佳途径。调查对象一般为 5~15 人，讨论时间一般为1~2 小时。调查员应为调查对象创造一个轻松的氛围，以完成预定的调查目标，并对访谈内容做好记录。

◆ 三、资料整理与分析

对所收集的资料进行分析整理是社区护理评估的重要组成部分。通过评估所获得的社区资料是繁杂的，包括很多类型的数据和很多方面的信息，需要对资料进行归类、复核、概括、比较等，这对确定社区健康需求，确认人群对健康的反应和合理运用社区资源都是十分必要的。通过分析，可发现社区的护理需要，为下一步的社区护理诊断做准备。

(一)资料分析的步骤

1. 资料的归类 收集完资料后，应对其进行分类整理。分类的方式很多，如：可以把资料按地理环境特征、人口群体特征、社会系统特征分为三类；也可把资料从流行病学方面分为生物、环境、生活型态与卫生保健系统四大类。

2. 资料的复核 资料归类后，需根据收集过程的可靠程度进行复核，比较主观资料与客观资料，检查有无遗漏、矛盾之处，以确定所收集资料的客观性和有效性，不确定的资料需再次收集，不确切的资料需进行删除。

3.资料的概括　资料复核后，进行归纳总结。观察、访谈所得资料可通过文字分析的方法归纳整理；二手资料的数据和问卷调查的结果一般通过计算构成比、平均数、率、百分比等统计指标进行归纳整理，并用表格、图表、坐标等形式进行概括。

4.与标准比较　概括后的数据还需再找一个标准来比较，这个标准可以参照省市标准、国家标准或国际标准。如社区老年人口比例可与国际老龄化标准比较以判断该社区是否存在人口老龄化。其他的资料和数据，如婴儿死亡率、疾病的发生率、病死率、学龄儿童就学率、社区劳动人口就业率、居民住房条件、经济条件等，都可用这个方法来做出正确诊断。

(二)资料分析过程中应坚持的原则

1.去伪存真、去粗存精　资料中可能存在影响资料准确性和完整性的混杂因素，分析时要去除这些混杂因素的影响，找出本质问题。

2.注意不同区域的横纵向比较　尤其是当疾病的分布有地域性时，横向比较尤为必要。同时，要注意同一社区的纵向比较以了解社区的历史，看到社区的发展和不足并分析其原因。

3.立足于社区护理　分析时注意我们所关注的问题应该是与社区健康护理相关的问题，即所关注或提出的问题应该是社区护士能够解决或干预的问题，可运用护理程序制订护理计划。

4.立足于社区整体　分析时要着眼于社区整体的健康需求和问题，以社区环境和群体健康问题为主，而不仅仅局限于个人或家庭的健康问题。

第二节　社区护理诊断

社区护理诊断是对个人、家庭及社区现存的或潜在的健康或不健康的问题，以及与其相关原因的陈述。它反映社区或社区人群的健康状况，为社区护士选择有效的护理措施提供依据。

一、社区护理诊断的确定

社区护士在完成资料收集并对资料进行分析后，判断社区健康状况及相关因素，进而提出社区护理诊断。社区护理诊断的重点是社区健康，而不是个人健康。在提出社区护理诊断时，可从以下方面考虑：社区功能是否健全；公共设施方面有无影响健康的因素存在；环境中有无威胁健康的因素存在；疾病的发病率、死亡率、传染病发生率是否过高；社区人群有无特殊健康需求。

(一)社区护理诊断标准

一个准确的社区护理诊断的形成，除了要求评估时收集、分析资料的过程严谨之外，护理诊断的描述也应是清晰、有针对性的。社区护理诊断的确定，需根据以下标准来判断：

1.此诊断应反映出社区护理对象目前的健康问题。

2.与社区护理对象健康需要有关的各种因素均应考虑在内。

3. 每个社区护理诊断合乎逻辑且确切。

4. 社区护理诊断必须以现在取得的各项资料为根据。

（二）社区护理诊断形成

1. 得出结论　通过对资料的分析得出结论，例如对某社区妇女乳腺癌筛查的现状调查显示，曾做过乳腺自我检查的妇女占 49.56%；曾做过乳腺临床检查的妇女占 46.21%；曾做过乳腺 X 线检查的妇女占 28.65%；通过资料分析比较可以得出"妇女乳腺癌筛查率低"的结论。

2. 核实　进一步对相关资料分析，核实上述结论的有关因素。如上述例子，护士调查发现，该社区居民文化程度较低，经济状况较差，社区卫生服务中心并未开展妇女乳腺癌筛查相关的健康教育活动，也未开展妇女乳腺癌免费筛查的活动，妇女对乳腺癌筛查的重要性不了解，加之经济状况较差，即便知道筛查的重要性也舍不得花钱去体检。通过对这些情况进行核实，可以确定"妇女乳腺癌筛查率低"的结论。

（三）社区护理诊断的陈述

社区护理诊断的陈述，即健康问题（P）、原因（E）、症状和体征（S）。常用的陈述方式有：一段式陈述法（P）、二段式陈述法（PE，SE）和三段式陈述法（PES）三种。

1. 一段式陈述法（P）　只有问题，而没有原因和相关因素，多用于健康的社区护理诊断的陈述，如：社区儿童营养状况良好（P）、寻求健康行为（P）等。

2. 二段式陈述法（PE，SE）　多用于潜在的社区健康问题的陈述，社区健康问题或症状和体征为社区护理诊断的第一部分，原因为第二部分，两部分之间常用"与……有关"连接。如：社区老人缺乏照顾（P）与社区缺乏养老机构、空巢老人较多（E）有关；儿童缺乏照顾（P）与其父母缺乏育婴知识（E）有关。

3. 三段式陈述法（PES）　多用于陈述现存的社区健康问题，如：从学生艾滋病知识测试成绩不理想（S）确定学生艾滋病知识缺乏（P）与学校未开设该课/自己不够重视有关（E）。

二、优先顺序的确定

当出现多个社区护理诊断时，就需对这些社区护理诊断排序，社区护士需要判断哪个诊断最重要、最需要优先予以处理。遵循的原则通常采用 Muecke 与 Stanhope & Lancaster 提出的优先顺序和量化准则：①社区对问题的了解；②社区对解决问题的动机；③问题的严重性；④可利用的资源；⑤预防的效果；⑥社区护士解决问题的能力；⑦健康政策与目标；⑧解决问题的迅速性与持续的效果等。每个社区护理诊断按 Muecke 的 0~2 分的标准（0 表示不太重要，不需优先处理；1 表示有些重要，可以处理；2 表示非常重要，必须优先处理）或 Stanhope & Lancaster 的 1~10 分的标准，评定各自的比重，得分越高，表示越是急需解决的问题。

下面举例说明社区应用以上两种方法来确定社区健康问题的优先顺序。首先，通过社区评估确定当地健康问题，其中最为社区居民关注的包括：发生火灾的可能性、老年人医疗保健缺乏、预防性的行为不足（乳腺癌筛查）。然后，对这些被关注的问题进行打分并计算出总分。最后，根据总分排出优先顺序。表 3-1、表 3-2 分别说明以上健康问题、健康需求的评分和总分计算方法。

表 3-1　Muecke 法

准则社区诊断	社区对问题的了解	社区动机	问题的严重性	可利用的资源	预防效果	护士能力	政策	快速性及持续效果	总和
发生火灾的可能性	1	1	2	0	2	1	0	2	9
老年人医疗保健缺乏	2	1	1	1	1	2	0	0	8
预防性的行为不足(乳腺癌筛查)	0	0	1	2	2	2	2	2	11

表 3-2　Stanhope & Lancaster 法

准则　比重　诊断	社区问题的了解		社区动机		问题的严重性		预防效果		护士能力		政策		快速性及预防性效果		总和
	比重	资源	比重	资源	比重	资源	比重	资源	比重	资源	比重	资源	比重	资源	
发生火灾的可能性	3	6	2	4	10	10	10	10	2	2	2	2	10	5	284
老年人医疗保健缺乏	8	1	1	1	3	5	10	10	10	10	5	1	4	5	202
预防性的行为不足(乳腺癌筛查)	1	5	1	5	5	8	10	10	10	10	10	10	10	10	450

　　Muecke 法(表 3-1)和 Stanhope & Lancaster 法(表 3-2)均显示"预防性的行为不足(乳腺癌筛查)"得分最高,是社区护理计划中最要优先解决的问题。对于存在的健康问题和健康需求,在确定优先顺序时,护士应考虑这一问题是不是单纯地通过护理措施可以解决的问题、护士解决此问题的能力以及以目前可用的资源能否有效解决该问题。案例中"发生火灾的可能性"相对于"老年人医疗保健缺乏""预防性的行为不足(乳腺癌筛查)",问题的严重性得分最高,而可利用的资源、护士的能力得分最低。因为"发生火灾的可能性"这一健康问题不是单纯通过护理措施可以解决的问题,所以,"预防性的行为不足(乳腺癌筛查)"是社区护理计划中最要优先解决的问题。

表 3-3　护理诊断(问题)分类

领域	护理诊断(问题)分类
环境	收入、卫生、住宅、邻居/工作场所的安全、其他
心理社会	与社区资源的联系、社会接触、角色改变、人际关系、精神压力、哀伤、情绪稳定性、照顾、忽略儿童/成人、虐待儿童/成人、生长与发育、其他
生理	听觉、视觉、说话与语言、咀嚼、认知、疼痛、意识、皮肤、神经运动(肌肉、骨骼)系统与功能、呼吸、循环、消化、排便功能、生殖泌尿功能、产前产后、其他
健康相关行为	营养、睡眠与休息型态、身体活动、个人卫生、物质滥用(酒精或药品)、家庭计划、健康指导、处方用药、特殊护理技术、其他

三、Omaha 系统

(一) Omaha 干预分类系统

包括健康教育、指导和咨询、治疗和程序、个案管理和监测 4 个范畴的护理干预。

1. 健康教育、指导和咨询　所包括的护理活动有提供信息和资料，预测病人问题，鼓励病人自我照顾，进行行为的调整适应，协助个人、家庭或社区做出决策和解决问题。

2. 治疗和程序　是为个人、家庭和社区预防疾病或缓解症状和体征而实施的护理活动。内容有技术性的护理活动，如伤口护理、标本采集、药物治疗、症状和体征的预防、减少或缓解症状和体征等。

3. 个案管理　护理活动有协调、倡导和转诊，提供方便的服务，代表病人与健康服务提供者进行沟通，帮助病人建立自信和促进沟通和指导个人、家庭和社区合理利用资源。

4. 监测　以确定个人、家庭和社区与特定情景或现象的相关情况为目的，包括的护理活动有追踪随访、测量评价、判断分析和监测病人的状况，确认危险因素和早期的症状和体征。

(二) Omaha 结果评定系统

以 5 分记分法测量护理对象在护理过程中的表现，包括知识、行为和症状体征 3 个方面。结果评定系统可帮助护士确定问题的严重程度和优先顺序，也可反映护理的进展情况，作为评定护理质量的参考。

(三) Omaha 系统使用步骤

为便于实施和管理，Omaha 系统已发展出完整的一套电脑化记录系统。其基本步骤包括：①建立个人资料记录；②以问题分类表作为收集资料及评估指南，并输入资料库；③根据资料做出问题表；④以结果评定表排出优先顺序；⑤综合出一份以问题为导向的护理计划，采取干预措施表提供的建议，执行护理措施，并随时修正计划；⑥根据计划，为个案提供护理；⑦评定护理质量。

表 3-4　Omaha 干预分类系统

项目	内容
类别	健康教育、指导和咨询，治疗和程序，个案管理，监测
目标	解剖/生理、行为修正、膀胱功能护理、照顾/为人父母、长期卧床护理、沟通、应对技巧、日间护理、管教、伤口护理、医疗设备、教育、职业、环境、运动、家庭计划、喂养方法、财务、食物、行走训练与康复、生长/发育、家务管理/居住环境、人际关系、检验结果、相关法规、医疗照顾、药物作用及副作用、用药管理、协助用药安排、身体活动、辅助性护理活动、营养、营养咨询、造瘘口护理、其他社区资源、个人照护、体位、康复、放松/呼吸技巧、休息/睡眠、安全、筛选、受伤护理、精神及情绪的症状、体征、皮肤护理、社会福利与咨询、化验标本收集、精神护理、促进身心发展的活动、压力管理、物质滥用、医疗器材、支持团体、交通运送、促进健康、其他

表 3-5　Omaha 结果评定系统

概念	含义	1分	2分	3分	4分	5分
知识	个案记忆与解释信息的能力	完全没有知识	具有一点知识	具有基本知识	认知适当	认知良好
行为	个案表现出的可被观察的反应或行为	完全不适当的行为	有一些适当的行为	不是非常一致的行为	通常是合适的行为	一致且合适的行为
症状、体征	个案表现的主、客观症状、体征	非常严重	严重	普通	很少	没有

第三节　社区护理计划、实施与评价

一、社区护理计划

社区护理计划是社区护士根据确定的社区健康问题，制订相应的活动目标和具体实施方案的过程。目的是明确护理目标、确定护理要点、提供评价标准、制订实施方案。制订社区护理计划时，要鼓励社区居民的参与，充分利用社区可能提供的资源，使社区护理计划能够针对社区居民的健康需求，提供连续的高质量护理，包括以下几个步骤。

(一)制订社区护理目标

社区护理目标是指通过护理干预后，期望社区的健康状况所能达到的结果。它可以是功能的改进、行为的改变、知识的增加及情感的稳定等。护理目标分为长期目标和短期目标。长期目标又称总体目标，是期望达到的最终结果。短期目标又称具体目标，可由多个子目标组成，具体而明确，达到的时间相对短一些。一个社区护理计划可有多个目标。每个目标均应做到：特定的、可测量的、可达到的、相关的、有时间期限的。一个明确的、合乎实际的目标是衡量社区护理计划优劣的标准，是制订社区护理干预措施的指南，同时也是实施社区护理干预措施的动力。

书写目标时应注意：①目标的陈述应清楚、具体，且与目前社区问题相关。②陈述中要包括具体的评价日期和时间。③一个护理诊断可制订多个目标，但是一个目标只针对一个护理诊断。④可以使用长期目标与短期目标相结合的方法。⑤陈述时，避免使用"帮助病人、使病人、给病人"这些语言；避免使用一些含糊不清的语句。

(二)制订社区护理干预措施

社区护理干预措施是指社区护士为实现预期目标所进行的一系列活动。常用的社区护理干预措施有：

1.评估性措施　评估是保证护理措施安全有效实施的关键。社区护士在执行护理活动前、执行护理活动过程中以及完成护理活动后，必须评估该活动是否安全适当。

2. 教育性措施　健康教育是一种特定的护理活动。健康教育既可以是某项护理措施的一部分，也可以作为一个独立的、完整的护理措施而存在。通过健康教育可加深人们对问题的认识。

3. 预防、治疗、康复性措施　是护理干预措施的重要内容。

制订护理措施应基于合理性和可行性原则，兼顾人力、物力、财力资源，特别是社区卫生服务资源。同时，社区护士应与社区人群协商达成共识，以确定最佳的干预方法和策略。护理干预措施的恰当与否，直接关系到预期目标是否能实现，所以制订具体的干预措施应考虑：①采取什么措施？②谁是目标人群？③需要什么资源？如仪器、场地、经费等。④由谁去负责落实每一项措施？⑤怎样去落实这些措施？⑥每一项措施在什么时间进行？⑦完成这些措施要花多久的时间？⑧这些措施在什么地方完成？

(三) 制订社区护理评价计划

护理计划实施的监测与评价是控制护理计划实施质量、保证实现护理目标的重要措施。评价贯穿在工作结束和实施社区护理计划的整个过程中。因此在计划阶段就应完成评价方案的设计。评价计划包括评价指标、评价时间、评价手段、评价方法及评价范围等。

社区护理计划能否顺利实施与居民的参与程度有很大关系。社区护理计划只有得到居民的认可和支持才能很好地实施和发挥作用。因此，调动居民的参与意识是社区护理程序中非常重要的环节。社区护士要让社区居民特别是社区负责人一开始就参与进来，强化居民的主人翁意识，这一点非常重要。社区护理计划的制订一定要和社区居民共同商讨完成，以鼓励社区居民参与到计划实施中来，为自己和社区的健康负责。

(四) 制订社区护理计划表

为保证护理实施的顺利进行，社区护士最好能拟定一个社区护理计划表，以指导护理实施，同时便于评价。

表 3-6　社区护理诊断：社区应对无效，妇女乳腺癌疾病及筛查知识缺乏，筛查率低

相关因素	具体目标	实施计划	
		实施内容	执行者 时间场所
社区未开展妇女乳腺癌疾病及筛查相关的健康教育活动，也未开展妇女乳腺癌筛查的免费活动，妇女对乳腺癌筛查的重要性不了解；经济状况较差，舍不得花钱体检	短期目标：①1 个月内90%的妇女知道乳腺癌筛查的方法；②3~6 个月内70%的妇女相信乳腺癌筛查可以早发现、早诊断、早治疗，以降低乳腺癌的死亡率；60%的妇女表示愿意参与乳腺癌筛查。长期目标：1 年内妇女乳腺癌筛查参与率达到50%以上	社区动员：与区政府、区妇联、街道、居委会联系； 社区宣传：张贴标语、布置展板，发放自行编制宣传手册； 群体教育：专家讲座，采用多媒体集体授课； 个体教育：本科护士进修一对一的个体化干预； 技能培训：播放录像、乳房硅胶模型示范、回示； 电话随访：提供信息，电话提醒； 由躇宣传资料：第3、5 个月再次发放宣传资料	＊＊＊ ＊＊＊ ＊＊＊

二、社区护理实施

社区护理计划的实施是将所指定的计划付诸实践，有效利用社区资源，开展的护理实践活动。在实施计划过程中，不仅仅是按计划执行护理操作，更重要的是引导、帮助和组织社区居民主动参与到社区护理实施中来，与其他医务人员和社区居民合作，以使每项措施得以完成。

(一) 实施前准备

在正式实施计划前，社区护士和服务对象再次明确双方各自的责任；要提供良好的实施环境，确保场地充足、室温适宜、设备完好；实施者是否已明确服务方法、预期结果；社区居民的健康意识是否已被唤起。只有在实施计划前明确这些问题，并充分准备，才能保证社区护理计划的顺利实施。

(二) 实施计划

在计划实施过程中，社区护士要注意与合作者、服务对象进行良好的沟通、分工协作，如家庭访视可由经验丰富的访视护士执行；社区康复可由康复治疗师或经过相应培训的医护人员来执行；病人生活上的照料可由经过培训的家属来承担。通过合理的分工与合作，有效完成护理计划。在实施过程中，有时会出现一些障碍因素，社区护士要善于观察和思考，充分利用自己的智慧、专业知识和技能，随机应变，及时发现和处理计划实施过程中出现的各种问题和困难，使计划中的干预措施都能得到贯彻落实。

(三) 实施后的记录

在实施过程中及时做好记录。记录的内容包括护理措施的执行情况、执行计划过程中所观察到的问题、护理对象的反应、护理效果及产生的新需求等。记录内容要求真实、准确、详细、及时。详细的记录可使整个实施过程具有连续性，即使执行的人员变动，也不会导致干预中断。记录格式常采用 PIO 格式，即"问题+护理措施+结果"的书写格式。详细的记录也为最终的评价提供了原始资料；为护理、教学和科研工作提供重要依据；可作为证明文件，提供法律上的依据；还可作为收取费用的依据。

三、社区护理评价

社区护理评价是护理程序的最后一个步骤，也是下一个护理程序的开始。社区护理评价要对整个护理过程进行评价，尤其要对实施护理活动后的效果作出评价，将护理对象的实际状态与护理目标作比较，确定达标的程度。评价并不意味着护理程序的终止，如果目标达到，说明通过护理措施解决了护理问题；如果目标未达到，则要对原因进行分析，并重新评估，从而形成护理程序新循环。因此，社区护理干预的有效性依赖于对社区健康的连续性评估，以及根据实际情况的变化对护理计划的不断修改和实施。

(一) 评价的类型

1. 过程评价　是对护理程序的各个阶段进行评价。各阶段评价的内容包括：①社区护理评估阶段：收集的资料是否可靠、收集资料的方法是否恰当、是否涵盖社区护理对象的健康问题、能否反映现实情况等。②社区护理诊断阶段：社区护理诊断是否反映社区居民的健康问题，原因或相关因素是否明确，所确定的诊断是否为社区护理措施所能解决等。③社区护理计划阶段：目标是否以护理对象为中心，是否明确具体、护理措施，是否考虑有效利用社区资源，是否具体可行，护理计划有无社区居民的参与和制订等。④社区护理实施阶段：是否严格执行护理计划，护理对象是否确实获得所需要的支持和帮助，是否按预期目标所规定的时间进行，是否花费最少的人力、物力和财力，是否如实记录了护理对象对护理措施的反应等。⑤社区护理评价阶段：是否制定社区护理评价标准，对评价过程中发现的问题是否及时修正，评价是否由护理对象、社区护士和其他相关人员共同参与，评价是否实事求是等。

2.结果评价 是对计划项目实施情况所达到的目标和指标的评价。在服务对象经过各项按计划的护理后，针对护理活动的近期和远期效果进行评价。评价的结果决定原有计划是否继续、停止、排除和修订。

（二）社区护理评价的指标

1.社区居民的群体健康指标 包括社区居民就诊率、慢性病的管理率、疫苗接种率、传染病隔离消毒率、疫点及时处理率、老年人定期健康检查率、高危孕产妇系统管理覆盖率、0~6岁儿童系统管理覆盖率、社区居民健康知识知晓率、健康行为形成率，转诊病人、残疾人、院外精神病病人的康复指导率，各年龄发病率、患病率和死亡率的变化等。

2.社区卫生服务满意度的评价指标 包括社区居民对社区护理服务的满意度、服务态度的满意度以及对社区护理服务价格的满意度等，同时也包括社区护士对本人工作内容的满意度。

3.社区卫生资源的评价指标 包括社区卫生服务中心（站）的数量、人员配备情况、人均卫生服务经费、社区卫生服务专项经费等。

4.社区卫生服务影响力评价指标 社区卫生服务影响力是反映社区健康护理服务对社区居民健康水平和居民健康质量带来的社会效益，可从效益的持久性、影响程度和受益人群的广泛性来判断。

第三章PPT

第四章

社区家庭护理

家庭是社区的基本单位，个人健康与家庭健康相互影响。以家庭为单位的照护是社区护理的一项重要原则，需要社区护士走进家庭提供服务。家庭服务的重点是促使家庭更好地照顾病人和为病人的康复创造良好条件。

第一节　家庭与家庭健康

一、家庭概述

(一)家庭定义

视频：家庭概述1

家庭是个人和社会之间的缓冲地带。传统家庭定义是指以婚姻、血缘或收养关系为纽带的社会生活组织形式。随着社会发展，家庭的概念也发生着改变，现代家庭是指由一个或多个人员组成，具有血缘、婚姻、供养与情感承诺的永久关系，是家庭成员共同生活与相互依赖的场所。家庭的健康与个人的生理、心理健康的发展紧密相关，家庭已成为家庭成员健康保健的重要场所。

(二)家庭类型

我国常见的家庭类型有以下几种：

(1)核心家庭：核心家庭是指由夫妇及其婚生或领养的未婚子女组成的家庭，包括仅有夫妇两人的家庭。其中由父母及其未婚子女组成的家庭为标准核心家庭。由夫妇两人组成且夫妻双方选择不生育的无子女家庭称为丁克家庭。只有夫妻二人组成的家庭为夫妇核心家庭，丁克家庭、子女因工作或婚姻离家而父母独居的空巢家庭均属于夫妇核心家庭。核心家庭已成为我国主要的家庭类型，其特点是家庭人员少、结构简单、关系单纯、规模小。核心家庭的成员间容易沟通，家庭内部只有一个权力与活动中心，便于决策家庭重要事件；对亲属依赖性较小，可利用的家庭资源也少，家庭关系既亲密又脆弱，家庭内、外的支持较少，如果出现家庭情感危机，便深陷其中，甚至有致家庭解体的可能。

（2）直系家庭：又称主干家庭。直系家庭是指由父母、已婚子女及第三代人组成的家庭。直系家庭可细分为：①二代直系家庭：指夫妇和一个已婚子女组成的家庭；②三代直系家庭：指夫妇和一个已婚子女及孙子女组成的家庭，或者户主夫妇与父母及其子女组成的家庭也是三代直系家庭；③四代直系家庭：指户主夫妇与父母、子女夫妇及孙子女组成的家庭。

（3）旁系家庭：又称联合家庭、复式家庭，是指由两对或两对以上的同代夫妇及其未婚子女组成的家庭，包括由父母同几对已婚子女及孙子女构成的家庭，两对以上已婚兄弟姐妹组成的家庭等。旁系家庭内存在一个权力和活动中心及几个次中心，或几个权力和活动中心并存，结构相对松散、不稳定，多种关系和利益交织，其决策过程复杂。但家庭内外资源较多，有利于家庭对危机的适应与处理。

（4）其他：如单亲家庭、单身家庭、同居家庭、同性恋家庭等。

(三) 家庭结构

家庭结构是指家庭的组织结构和家庭成员间的相互关系。分为家庭外部结构和家庭内部结构。家庭外部结构是指家庭人口结构，即家庭的类型；家庭内部结构是指家庭成员间的互动行为，包括家庭权力、家庭角色、家庭沟通与家庭价值观四个因素。

1. 权力结构　家庭权力结构是指家庭成员对家庭的影响力、支配权和控制权。家庭权力反映了家庭决策者在做出决定时家庭成员之间的相互作用方式。家庭权利分为传统权威型、情况权威型、分享权威型，每个家庭可以有多种权利结构并存，不同时期也可以有不同类型。家庭权力结构并非固定不变的，它有时会随着家庭生活周期阶段的改变、家庭变故、社会价值观的变迁等家庭内外因素的变化，从一种家庭权力结构的形式转化为另一种形式。

2. 角色关系　是指家庭成员在家庭中的特定地位。每一个家庭成员同时有几个角色(丈夫、父亲、儿子等)，每个成员其家庭角色扮演的成功与否是影响家庭健康的重要因素。家庭成员应尽力履行自己的角色行为，并适应家庭角色转变。一个健康的家庭，其家庭成员均愿意扮演自己的角色，角色行为符合社会规范，能被社会接受，角色功能既能满足自我的心理需要也能达到家庭对角色的期望，同时能够在家庭的不同发展阶段完成角色转换。

3. 沟通方式　是指家庭成员之间在情感、愿望、需要、价值观念、信息和意见等方面进行交换的过程，是评价家庭功能状态的重要指标，是家庭成员调控行为和维持家庭稳定的有效手段。开放、坦诚的有效沟通能化解家庭矛盾、解决家庭问题、促进家庭成员间的关系。

4. 价值系统　是家庭在价值观念方面所特有的思想、态度和信念。它的形成受家庭所处的文化背景、宗教信仰和社会价值观影响。家庭的价值系统决定着家庭成员的行为方式及对外界干预的反应性，家庭对健康的态度和信念直接影响家庭成员对疾病的认识、就医行为、遵医行为和健康促进行为等。社区护士了解家庭价值观，有利于解决家庭健康问题。

（四）家庭功能

家庭功能是指家庭成员在家庭生产和社会生活中所发挥的有效作用。其主要功能是通过满足家庭成员的需求，维护家庭的完整性，实现社会对家庭的期望。随着社会飞速发展，家庭功能不断地分解和转变。

1. 情感功能　指家庭成员以血缘和情感为纽带，通过彼此相互理解、关爱和支持，满足爱与被爱的需要。情感功能是形成和维持家庭的重要基础，是家庭的基本功能之一。夫妻之间、父母与子女之间、兄弟姐妹之间的关爱与支持可以使家庭成员获得归属感与安全感。

视频：家庭概述2

2. 经济功能　指维系家庭生活需要的经济资源，包括物质、空间及金钱等，以满足家庭成员的衣、食、住、行、教育、医疗、娱乐等方面的需要。

3. 生殖养育功能　指家庭具有繁衍和养育下一代、赡养老人的功能。通过生育子女、赡养老人，起到延续人类、延续种群和延续社会的作用。

4. 社会化功能　主要指家庭有培养其年幼成员走向社会的责任与义务，为其提供适应社会的教育，帮助其适应社会；帮助年幼成员学习语言、知识和社会规范，使其具有正确的人生观、价值观和健康观。

5. 健康照顾功能　指家庭有家庭成员间的相互照顾，保护、促进家庭成员的健康，为患病家庭成员提供各种照顾与支持的功能。其主要内容包括：提供合理饮食、保持有益于健康的环境、提供适宜衣物、提供保持健康的卫生资源与配合社区整体健康工作等。

二、家庭生活周期及其护理要点

家庭生活周期是指家庭遵循社会及自然规律所经历的由诞生、发展与消亡的循环周期。家庭的发展阶段指从夫妻结婚组成家庭开始，经过生产、养育儿女到老年的各个阶段的连续过程。在家庭的发展过程中，杜瓦尔认为家庭生活周期主要分为 8 个阶段。家庭在每个阶段都有其特有的角色、责任及需求（表 4-1）。

表 4-1　Duvall 家庭生活周期表

阶段	定义	主要发展任务	护理保健要点
新婚期	结婚、妻子怀孕	双方适应与沟通 性生活协调 计划生育 适应新的社会关系 孕前准备 孕中健康问题	婚前健康检查 性生活指导 计划生育指导 心理咨询 孕前体检 孕期保健
婴幼儿期	第一个孩子出生，最大孩子介于 0~30 个月	父母角色适应 经济压力 幼儿照顾 母亲产后恢复 计划免疫	母乳喂养 哺乳期性生活指导 新生儿喂养 婴幼儿保健 产后保健预防接种

续表4-1

阶段	定义	主要发展任务	护理保健要点
学龄前期	最大孩子介于30个月~6岁	儿童的身心发育 孩子与父母部分分离(上幼儿园)	父母和儿童的心理指导 合理营养监测和促进生长发育疾病防治 培养良好习惯 防止意外事故
学龄期	最大孩子介于6~13岁	儿童的身心发育 性教育问题 孩子适应上学 逐步社会化	学龄期儿童保健 正确应对学习压力 合理社会化 防止意外事故
青少年期	最大孩子介于13~20岁	青少年的教育与沟通 与父母代沟 青少年与异性交往 青少年性教育 社会化问题	亲子沟通 健康生活指导 青春期教育与性教育 防止早恋早婚 防止意外事故
青年期	最大孩子离家至最小孩子离家	父母与孩子关系 孩子进入社会 父母逐渐有孤独感 疾病开始增多 重新适应婚姻关系 照顾高龄父母	心理咨询 消除孤独感 定期体检 更年期保健 婚姻关系调试
空巢期	所有孩子离家至家长退休	重新适应两人生活 计划退休后生活 疾病问题 适应与新家庭成员关系	稳固婚姻关系 防止药物成瘾 意外事故防范 定期体检 改变不良生活方式 培养休闲兴趣
老年期	退休至死亡	适应退休生活 经济及生活的依赖性高面临病患和衰老 面临丧偶和死亡的打击	退休后角色改变、收入减少的调适慢性病防治 孤独心理照顾 提高生活自理能力 提高社会生活能力 丧偶期照顾 临终关怀

　　家庭生活周期中各阶段都有各自的"家庭发展任务",能够顺利地适应这些家庭发展任务,就能形成幸福的家庭并为适应下一阶段任务做好准备,否则,将因面临一些与之有关的家庭问题导致不利于家庭的正常发展。社区护士应根据家庭所处生活周期的特点,来预测和识别家庭在特定阶段可能或已经出现的问题,及时地进行健康教育和提供咨询,采取必要的预防或干预措施避免出现不良后果。

三、家庭对个人健康的影响

（一）健康家庭

家庭不仅是影响个体健康的环境，也是人群和社区健康的基础。健康家庭是指家庭中每一个成员都能感受到家庭的凝聚力，它能够满足和承担个体的成长，维系个体面对生活中各种挑战的需要。健康家庭是针对家庭整体而言，而不是针对每一位个体成员。健康家庭应为真正发挥家庭功能，起到促进和保护家庭成员健康作用的家庭，即家庭系统在生理、心理、社会文化发展及精神方面的一种完好的、动态变化的稳定状态。

（二）家庭对个人健康的影响

1. 对遗传的影响　生物遗传是影响个人健康的重要因素，家庭遗传因素和母亲孕期不良因素的影响会导致一些疾病的产生，如地中海贫血、先天性畸形等。

2. 对生长发育的影响　家庭影响儿童的生理、心理发展和社会性成熟，家庭病态与儿童的躯体、行为方面的疾病有着密切的联系，如年幼时长期丧失父母照顾与自杀、抑郁和社会病态人格等精神障碍有关。

3. 对疾病传播的影响　感染和神经官能症在家庭中的传播较为多见。如病毒感染在家庭中有很强的传播倾向，母亲患精神性疾患，其孩子患神经官能症的可能性较大。

4. 对疾病发病和死亡的影响　家庭因素不仅影响某些疾病的发病和死亡，还影响病人及家庭对医疗服务的使用程度。研究表明，在家庭压力增加时，对医疗服务的使用程度也增加。

5. 对康复的影响　家庭的支持对某些疾病的治疗和康复有很大的影响。如瘫痪病人的康复、骨科病人的功能锻炼等；糖尿病控制不良与低家庭凝集度和高冲突度密切相关，因为家庭的合作和监督是糖尿病病人控制饮食的关键；脑中风瘫痪等慢性病病人的康复更与家人的支持密切相关。

6. 对求医行为、生活方式与习惯的影响　家庭成员的健康信念往往相互影响，一个成员的求医行为会受到另一成员或整个家庭的影响。家庭功能的良好程度也直接影响到对卫生资源利用的频度。家庭成员的频繁就医和对医生的过分依赖往往是家庭功能障碍的表现。另外家庭成员具有相似的生活方式与习惯，一些不良习惯可能成为某一家庭成员的通病，影响家庭成员的健康。

（三）健康家庭的特征

一般认为，一个健康的家庭必须具备以下 5 个特征。

1. 良好的交流氛围　家庭成员能彼此分享感觉、理想，相互关心，使用语言或非语言的沟通方式促进相互了解，并能化解冲突。

2. 增进家庭成员的发展　家庭给其成员足够的自由空间和情感支持，使成员有成长的机会，能够随着家庭的改变而调整角色和职务分配。

3. 积极地面对矛盾及解决问题　对家庭负责任，并积极解决问题。遇有解决不了的问题，不回避矛盾并寻求外援帮助。

4. 有健康的居住环境及生活方式　能认识到家庭内的安全、营养、运动、闲暇等对每位成员的重要。

5.与社区保持联系　不脱离社会，充分运用社会网络，利用社区资源满足家庭成员的需要。

第二节　家庭护理程序

一、家庭护理评估

家庭护理评估是为确定家庭健康问题而收集主、客观资料的过程。包括家庭成员的个人评估、健康状态、生活方式、家庭的结构与功能、家庭发展阶段及其发展任务、家庭健康需求及心理社会变化的评估。

(一)评估方法

家庭评估主要通过家庭访视来进行，运用交谈法和观察法收集资料。交谈法是通过与家庭成员的交谈，了解家庭状况和家庭成员间的关系、家庭成员的健康状况等。观察法主要观察护理对象的家庭环境、家庭成员间的交流沟通状况和家属如何照顾患病个体等。

(二)评估内容

收集与家庭健康相关的资料，明确健康问题给家庭带来的影响，家庭自身应对问题的能力及方式、方法，评估内容包括以下六个方面。

1.家庭基本资料　家庭一般资料，包括家庭地址、电话、家庭成员、家庭类型、地理位置、周边环境、居家条件、邻里关系、社区服务状况等。

2.家庭中患病成员的状况　包括家庭成员所患疾病的种类和日常生活受影响的程度、疾病愈后、日常生活能力、家庭角色履行情况、疾病费用等。

3.家庭发展阶段及发展任务　包括家庭史、家庭目前的发展阶段、发展任务的执行情况和父母双方的家庭史、每位家庭成员的基本情况。

4.家庭结构和功能　包括家庭沟通类型、权力结构、角色关系和家庭价值观。家庭功能包括情感功能、社会化功能(文化背景、宗教信仰、社会阶层)、经济功能(主要经济来源、年均收入、人均收入、消费内容)等。

5.家庭健康生活　包括家庭生活事件、主要生活方式、家庭娱乐和业余活动、家庭健康观念、自我保健及利用卫生资源的方法途径。

6.家庭的资源和应对能力　家庭的资源包括家庭与亲属、社区、社会的关系和家庭对社区的看法以及家庭利用社区资源的情况及能力；家庭的应对能力包括家庭成员对健康问题的认识、家庭成员间的关系变化、家庭战胜疾病的决心、家庭应对健康问题的方式、生活调整、对家庭经济的影响以及家庭成员健康状况的影响。

(三)评估常用工具

家庭健康评估常用家系图、家庭功能和社会支持度评估工具。

1.家系图　是以家谱的形式展示家庭结构和关系、家庭人口学信息、家庭生活事件、健康问题等家庭信息。根据家系图社区护士和其他医务人员能够迅速评估家庭基本情况、判断危及家庭健康的问题和家庭高危人员等。

家系图可包含三代或三代以上人口，不同性别、角色、关系用不同符号表示（图4-1）。第一代在上方，第二代或其他后代在下方；同代人从左开始，依出生顺序从左到右排列，年龄大者排在左边。每个成员符号旁，可标注年龄、婚姻状况、出生或死亡日期、患病情况。也可根据需要标注家庭成员的职业、文化程度、家庭决策者、家庭重要事件及主要健康问题。

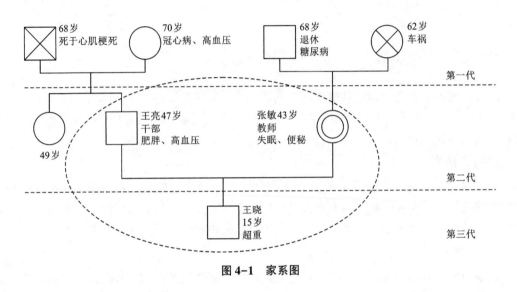

图4-1　家系图

2. 家庭关怀度指数　由Smilkstein设计的家庭关怀度指数量表（APGAR量表）常用于快速了解和评价家庭功能。主要反映家庭中的个体对家庭功能的主观满意程度，不能完全反映家庭作为一个整体的功能状况。由于量表问题较少，易于回答，评分简单，可以粗略、快速地评价家庭功能，是最为常用的家庭功能评估方法。

APGAR量表共有两个部分。第一部分测量个人对家庭功能的整体满意度，共5个题目（表4-2，表4-3），分为经常这样、有时这样、几乎很少三种程度，分别赋予2、1、0分。评分标准为：总分7~10分表示家庭功能良好，4~6分表示家庭功能中度障碍，0~3分表示家庭功能严重障碍。第二部分用以了解个人与家庭其他成员间的关系，分为好、一般、不好三种程度（表4-4）。

表4-2　APGAR量表中各项指标的名称和含义

名称	含义
A 适应度（adaptation）	家庭遭遇危机或压力时，利用家庭内外资源解决问题的能力
P 合作度（partnership）	家庭成员分担责任和共同做出决定的程度
G 成熟度（growth）	家庭成员通过互相支持所达到的身心成熟程度和自我实现程度
A 情感度（affection）	家庭成员间相互关爱的程度
R 亲密度（resolve）	家庭成员间共享相聚时光、经济资源和空间的程度

表 4-3　APGAR 量表(第一部分)

维度	评估问题	经常这样	有时这样	几乎很少
适应度	当我遇到问题时,可以从家人处得到满意的帮助			
合作度	我很满意家人和我讨论各种事情及分担问题的方式			
成熟度	当我希望从事新的活动或发展时,家人都能接受且给予支持			
情感度	我很满意家人对我表达情感的方式以及对我情绪(如愤怒、悲伤、爱)的反应			
亲密度	我很满意家人与我共度时光的方式			

表 4-4　APGAR 量表(第二部分)

按密切程度将与您住在一起的人(配偶、子女、重要的人、朋友)排序			跟这些人相处的关系(配偶、子女、重要的人、朋友)		
关系	年龄	性别	好	一般	不好

如果您和家人不住在一起,您经常求助的人(家庭成员、朋友、同事或邻居)			跟这些人相处的关系(家庭成员、朋友、同事或邻居)		
关系	年龄	性别	好	一般	不好

3. 家庭护理评估表　包括 7 个方面共计 34 项内容(表 4-5)。使用时应根据家庭具体情况选择评估内容,并不需要覆盖所有内容。

表 4-5　家庭护理评估表

评估项目	评估具体内容
家庭一般资料	1. 家庭住址及类型 2. 家庭成员职业、年龄、教育程度 3. 家庭成员生活习惯(饮食、睡眠、家务、育婴、休假) 4. 家庭经济(主要的收入来源、医疗保险等) 5. 家庭成员健康状况及家族史 6. 家庭健康管理状况 7. 住宅环境(对家庭成员的健康有无危险) 8. 社区环境(与邻居和友人的交往、社会保健设施有无) 9. 家庭文化背景、宗教信仰、社会阶层

续表4-5

评估项目	评估具体内容
家庭中患病成员的状况	1.疾病的种类和日常生活受影响的程度 2.愈后状况的推测 3.日常生活能力 4.家庭角色履行情况 5.疾病带来的经济负担
家庭发展阶段及其发展任务	1.家庭目前的发展阶段及发展任务 2.家庭履行发展任务的情况
家庭结构	1.家庭成员间的关系(病人与家庭成员间、家庭成员间) 2.沟通与交流(思想交流、情感交流、语言交流) 3.家庭角色(原有角色和变化后角色) 4.家庭权利 5.家庭与社会的交流(收集和利用社会资源的能力) 6.价值观与信仰
家庭功能	1.家庭成员间的情感 2.培养子女社会化的情况 3.家庭的自我保健行动
家庭与社会的关系	1.家庭与亲属、社区、社会的关系 2.家庭利用社会资源的能力
家庭应对和处理问题的能力与方法	1.家庭成员对健康问题的认识(疾病的理解和认识等) 2.家庭成员间情绪上的变化(不安、动摇、压力反应) 3.家庭战胜疾病的决心(家庭成员参与护理情况等) 4.应对健康问题的方式(接受、逃避、角色转变与调整等) 5.生活调整(饮食、睡眠、作息时间) 6.对家庭成员健康状况的影响(疲劳、失眠、精神压力性疾病) 7.经济影响

(四)评估注意事项

1.**建立信任关系**　社区护士应有意识地和家庭建立相互尊重和信任的关系,了解家庭成员的真实想法和感受,有利于社区护士收集到有价值的资料。

2.**收集资料要全面、有价值**　收集资料时除收集家庭中患病成员的资料,还要收集家庭其他成员的资料,同时注意收集与家庭功能、家庭发展阶段、家庭环境及家庭利用资源状况等相关的资料。并能充分利用其他医务工作者收集的资料,如医院的病历记录、社区居民健康档案等。

3.**多样化和动态性**　不同的家庭有其各自的特点,同一家庭的健康也是动态变化的,社区护士应掌握家庭的多样性和动态变化,有针对性地开展家庭健康评估。

4.**正确地分析、判断和调整计划**　在客观、动态地收集资料的前提下,社区护士应用专业知识,站在对方的立场分析判断家庭存在的健康问题,避免主观判断,并随着家庭健康问题的变化不断调整计划。

二、家庭护理诊断

家庭护理诊断又称家庭护理问题，是根据评估收集的资料，判断家庭存在的健康问题，为制订家庭护理计划提供依据。

(一)基本步骤

1. 整理资料并分类 分析收集到的资料，并从中选择有意义的资料，按家庭问题类别进行分类。

2. 确定家庭护理问题 确定护理问题并列出原因。综合分析资料时，重点分析家庭在各发展阶段尚未完成的发展任务、患病的家庭成员给家庭带来的变化、家庭突发紧急事件等健康问题。从整体上分析各种家庭健康问题，理清健康问题间的相互关系，判断家庭护理需求。

3. 明确优先解决的护理问题 社区护士需要对家庭健康问题按照轻重缓急进行排序，把亟待解决、对家庭威胁最大、后果严重的健康问题排在第一位，并优先拟定计划，予以关注。

(二)护理诊断的形成

家庭护理诊断如同临床护理诊断或社区护理诊断，也采用 PES 的形式表述。如"某一家庭，丈夫张某(38 岁)与妻子陈某(36 岁)均为信息工程师，丈夫开一软件公司，妻子在一外资企业任职，结婚多年一直未要孩子，直到妻子 36 岁时生产一男婴(16 天)。陈某产后，由婆婆李某(63 岁)承担照顾工作。在照顾产妇与护理孩子的方式上，陈某坚持按医护人员教授的方法，李某坚持农村老家的传统方法，婆媳之间多次发生争执，闹得不可开交，张某多次协调，收效甚微。近 1 周来，陈某天天以泪洗面，入睡困难，不思茶饭，甚至有不想要这个孩子的念头；而婆婆李某坚信自己的方法正确。

本案例中的家庭问题(P)是家庭应对失调。其原因(E)是家庭缺乏有效沟通、照顾产妇和新生儿知识缺乏、家庭无其他资源等。其主客观资料(S)是"照顾者(李某)使用农村老家的方法护理产妇和新生儿""陈某天天以泪洗面，入睡困难，不思茶饭，甚至不想要孩子"等。

知识链接：家庭护理诊断举例

家庭护理诊断可运用北美护理诊断协会(NANDA)的诊断系统，根据家庭实际情况提出。

1. 活动无耐力
2. 母乳喂养有效
3. 母乳喂养不当或无效
4. 母乳喂养中断
5. 照顾者角色紧张
6. 有照顾者角色紧张的危险
7. 不适：①急性疼痛；②慢性疼痛
8. 沟通障碍
9. 语言沟通障碍
10. 应对无效：①防御性应对；②无效性否认

11. 家庭有增强应对的愿望

12. 家庭妥协性应对

13. 家庭应对能力缺陷

14. 决策冲突

15. 娱乐活动缺乏

16. 家庭运作中断

17. 生长发育迟缓：①有发育迟缓的危险；②有生长不成比例的危险

18. 成人缺乏生命活力

19. 健康维持无效

20. 寻求健康行为（特定）

21. 持家能力障碍

22. 婴儿有行为能力增强的潜力

23. 有受伤的危险：①有误吸的危险；②有跌倒的危险；③有中毒的危险；④有窒息的危险；⑤有外伤的危险

24. 知识缺乏

25. 有孤独的危险

26. 个体处理治疗的危险

27. 处理治疗方案不当或无效

 三、家庭护理计划、实施与评价

（一）家庭护理计划

家庭护理计划是以家庭护理诊断为依据，确定家庭护理目标和选择家庭护理措施的过程（表4-6）。

表4-6　家庭护理计划格式

护理诊断	目标	护士-家庭活动	依据	评价
个体、分系统家庭单位、家庭的护理诊断	长期目标和短期目标	执行的护理干预	科学理论依据	可观察和测量的结果

1. 制订护理目标　在制订具体的行动计划之前，需要明确行动的目标。家庭护理目标是指在实施护理干预后，家庭成员在认知、行为及情感上的改变，以及家庭在角色关系、内部沟通、整体功能发挥、发展任务完成等方面的改变，可分为长期目标和短期目标。长期目标指相对较长时间（如数周、数月）才能实现的目标，短期目标指在较短时间（如几天、几小时）能够达到的目标。目标的确立需要考虑家庭成员的意愿、家庭的特点和实际条件、社区护士自身的能力以及社区可利用的资源等。

2. 制订护理干预计划　护理干预计划应包括4W1H（when、where、who、what、how）的内容，即：什么时候、在哪里、谁去做、做什么和怎样做的问题。

3. 制订护理评价计划 评价计划可以依据家庭护理的目标和行动计划来制订，社区护士应当考虑什么时候评价、评价什么内容、采用什么样的评价方法和评价工具，以了解护理措施的执行情况、是否有效和是否达到预期目标等，为继续执行、修改或终止行动计划提供依据。

(二)家庭护理实施

家庭护理实施是将家庭护理计划付诸行动的过程。主要责任者和实施者是家庭成员，另外也需要社区护士、其他健康护理小组成员、家庭社会关系网中的其他人员等共同参与。

其中社区护士主要的职责包括：提供直接护理、解除家庭在获取某些服务中的障碍和提高家庭的能力，使其更好地按照自身利益而采取措施并承担相应的责任。社区护士可扮演教师、导演、教练、顾问、倡导者、合作者和评估者等角色。因此，在社区护士对家庭实施帮助的过程中，二者的合作关系非常重要。社区护士对家庭实施的帮助取决于每个家庭的个体化情境，因此要具体情况具体对待。

(三)家庭护理评价

家庭护理评价是对护理干预措施是否满足家庭健康相关需要和解决家庭健康问题的判断，以确定相应护理措施的价值和有效性。

1. 评价类型 家庭健康护理评价通常包括两种类型：过程评价和结果评价。

过程评价是对家庭健康护理过程中评估、诊断、计划、实施等不同阶段进行的评价，其目的是指导护理目标和护理措施的调整。结果评价是对家庭健康护理措施是否达到预定的目标的总评，从而决定终止、修改或继续家庭健康护理计划。

2. 评价内容 评价的内容概括为三个方面：

(1)对家庭中的个体健康的评价：家庭中生病的个体是家庭健康护理的重点对象，评价内容包括：①家庭健康护理措施对患病个体的影响、个体的健康状态和生活质量。②病人及家属对疾病的了解程度。③个体对护理措施的满意程度等。

(2)对家庭成员间互动的评价：把家庭看作一个整体来评价，了解家庭是否能够有效发挥其功能和解决自身存在的问题。内容包括：①家庭成员的相互理解情况。②家庭成员间的交流情况。③家庭成员的亲密度和爱心。④家庭成员判断和决策问题的能力。⑤家庭的角色分工。

(3)对家庭与社区关系的评价：评价家庭对社区资源的利用情况和家庭成员改善家庭环境的努力情况。

3. 影响评价的因素 主要包括资料的可靠性、可利用的资源、家庭期望值的高低、家庭对社区护士的信任等因素均可以影响评价。

4. 评价结果 通过评价可以发现护理中存在的问题，并对问题进行分析。评价的结果有三种情况。

(1)修改计划：当问题出现或实施方法不符合实际情况时，护士应和家属一起修订计划，并付诸实施。

(2)继续执行计划：目标定的太高或实施的时间定的太短，到了设定的时间还有尚未实施的措施或未达到的目标，可以继续实施计划。

(3)终止计划：问题得到解决并达到预定目标时，护士可以解除对该家庭的援助。

第三节 家庭护理的方法

家庭访视与居家护理是家庭护理的基本手段。社区护士通过家庭访视和居家护理，完成对家庭护理服务对象的预防保健、健康促进、护理照顾和康复护理工作。

一、家庭访视

(一)家庭访视的概念与目的

1.家庭访视的概念　家庭访视简称家访，是指在服务对象家中，为了促进和维护个人、家庭和社区的健康，进行的护理服务活动。家庭访视是开展社区护理的重要工具。通过家庭访视，社区护士可以了解居民健康状况，建立家庭健康档案、开展有针对性的家庭护理、健康教育、保健指导等服务。

2.家庭访视的目的　家庭访视的主要目的是预防疾病，促进健康，其具体表现为以下五个方面：

(1)建立有效的支持系统，鼓励家庭充分利用各种健康资源。

(2)为居家的病、伤、残者提供各种必要的保健和护理服务。

视频：家庭访视1

(3)为服务对象及其家庭提供有关健康促进、疾病预防的健康知识和全面的医疗服务，促使家庭的健康发展。

(二)家庭访视对象及类型

1.家庭访视的对象　有严重健康问题的家庭，特困家庭，病人行动不便或因其他因素无法就诊的家庭，有慢性病病人且缺少支持系统的家庭，有心理社会问题病人的家庭，具有遗传性危险因素或有残疾者的家庭，功能不完善的家庭，有疾病晚期病人、孕产妇的家庭。

2.家庭访视类型

(1)预防性家庭访视：目的是预防疾病和健康促进，主要用于妇幼保健性家庭访视等。

(2)评估性家庭访视：对照顾对象的家庭进行评估，常用于有家庭危机或健康问题的病人及年老体弱者或残疾人的家庭。

(3)连续照顾性家庭访视：为病人提供连续性的照顾，常定期进行。主要用于患有慢性疾病或需要康复护理的病人、某些急性病病人、行动不便的病人、临终病人及其家属。

(4)急诊性家庭访视：解决临时性的、紧急的情况或问题，如外伤、家庭暴力等。

(三)家庭访视过程

1.访视前准备　全面充分的准备是家庭访视成功的首要条件。

(1)选择访视对象及优先顺序：在有限的时间、人力情况下，社区护士应安排好家访的优先顺序，以便充分利用时间和人力。遵循的原则是：

①健康问题影响人数多的家庭：家庭成员存在影响人数多的健康问题，需要安排优先访视。如传染病，若不优先加以控制，将会影响到更多人的健康。

视频：家庭访视2

如霍乱、痢疾、甲型肝炎等，社区护士必须优先访视。

②健康问题对生命有严重影响的家庭：对于家庭成员患有高致死率的疾病，应列为优先访视。如社区中的外伤、出血应优先访视，并积极配合急救或协助送就近医院治疗。家庭患先天性心脏病的小儿和患肺心病病人的，也应列为优先访视。

③易产生后遗症的家庭：疾病的后遗症会造成家庭和社会的负担，如心肌梗死、中风等病人出院后仍需加强护理的病人，应优先访视和安排具体的家庭护理。

④利用卫生资源能控制疾病的家庭：对于预约健康筛查未能如期进行的病人，如糖尿病、高血压病人，其疾病的控制情况将很大程度上影响其今后生活质量及造成经济损失，会加重病人的痛苦和导致卫生资源的浪费，应列为优先访视对象。

⑤其他：在优先访视病人中，各有不同的情况，要具体情况具体分析，灵活安排访视程序和路线。如果同时需要访视两个病人，一个居住较远且病情严重，另一个居住较近病情较轻，则应当优先访视前者。如果同时有两个病人，一个是病情已基本得到控制的传染病病人，而居住较近，另一个也是一般性访视而且居住较远，则优先访视后者。如果一处有两个病人，一个病人躯体留置引流管需换管，另一位病人患有压疮已破溃感染需换药，则应安排前者优先处置，洗手后再对后者进行换药。

(2)确定访视目的：社区护士在家庭访视前必须先确定访视目的，再制定访视中的具体程序。在第一次访视之前，要对所访视家庭的环境有一定了解，熟悉访视家庭的情况；对家庭做连续性的管理时，其管理目标也要列出具体的要求，当经过一段时间的管理后，便可根据目标评价管理效果，考察目标设定是否正确、是否需要制定新的措施、是否需要继续管理或是否现阶段可以结束。

(3)准备访视用物：根据访视目的和访视对象确定访视用物，访视物品分为两类：一类是访视前应准备的基本物品，一类是根据访视目的增设的访视物品。基本物品包括：①体检工具，如体温计、血压计、听诊器、手电筒、量尺；②常用消毒物品和器械，如酒精、棉球、纱布、剪刀、止血钳；③隔离用物，如消毒手套、围裙、口罩、帽子、工作衣；④常用药物及注射工具；⑤其他如记录单、健康教育材料及联系工具(地图、电话本)等。增设的访视物品包括：①对新生儿访视时增加体重秤；②有关母乳喂养和预防接种的宣传材料等。

(4)联络被访家庭：具体访视时间，原则上需要事先与访视家庭预约，一般是通过电话预约。如果因为预约使家庭有所准备而掩盖了想要了解的真实情况时，可以安排临时性突击访视(即急诊性家庭访视)。

(5)安排访视路线：社区护士根据具体情况安排一天的家庭访视路线，可由远而近，或由近而远，并在访视机构留下访视目的、出发时间及预定回归时间和被访家庭的住址、路线和联络方式，以备有特殊情况时，访视机构能尽早与访视护士取得联络。

2.访视中的工作 访视分为初次访视和连续性访视。初次访视的主要目的是建立关系，获取基本资料，确定主要健康问题，初次访视时由于社区护士接触的是一个陌生环境，访视工作相对较为困难。连续性访视是社区护士对上次访视计划进行评价和修订后，制订下次的访视计划并按新计划进行护理。同时不断收集资料，为进一步访视提供依据。

(1)确定关系：与服务对象及家庭建立信任、友好、合作的关系。访视目标的实现需要服务对象及家庭成员的配合，否则会影响资料的真实性。

1)自我介绍：初次访视时，社区护士要向访视对象介绍所属单位的名称和本人的姓名，向访视对象确认住址和姓名。通过简短的社交过程使访视对象放松并取得信任。

2)尊重对象,提供有关信息:社区护士应向访视对象解释访视目的、必要性、所提供的服务、所需时间等。在访视对象愿意接受的情况下提供服务和收集资料,还可以向访视对象明确其权利,必要时可签订家庭访视协议。

(2)评估、计划与实施:

1)评估:包括初步的个体评估、家庭评估、环境评估,对资源设备、知识水平、社区资源的评估等。掌握现存的健康问题或自上次访问后的变化情况。初次访视不一定要求获取所有资料,具体内容见本章家庭评估的内容。

2)计划:根据评估结果,与护理对象共同制订或调整护理计划。

3)实施护理干预,进行健康教育或护理操作:护理操作过程中,注意防止交叉感染,严格执行无菌技术操作原则,消毒隔离制度,排除其他干扰(如电视等),及时回答护理对象的提问,必要时向其介绍转诊机构。操作后还要妥当处理污染物,避免污染,整理用物并洗手。

(3)简要记录访视情况:在访视时,对收集到的主、客观资料以及进行护理措施和指导的主要内容进行记录。记录时注意只记录重点内容,不要为了记录而忽略了访视对象的谈话。

(4)结束访视:当访视目的完成后,根据访视对象问题的缓急,征求访视对象意见后,与访视对象预约下次访视时间和内容。要告知访视对象有问题时的联系方式,给家庭留下访视者的有关信息,如联系电话、工作单位地址等。

3.访视后的工作

(1)消毒及物品的补充:访视结束后回到社区卫生服务中心,把所有使用的物品进行必要的处理、整理和补充访视包内的物品。

(2)记录和总结:整理和补充家访记录,包括护理对象的反应、检查结果、现存的健康问题、协商内容和注意事项等,分析和评价护理效果和护理目标达成的情况,最好建立资料库或记录系统,建立家庭健康档案和病历。

(3)修改护理计划:根据收集的家庭健康资料和新出现的问题,修改并完善护理计划。如果访视对象的健康问题已解决,即可停止访视。

(4)协调合作:与其他社区工作人员交流访视对象的情况,商讨解决办法,如个案讨论、汇报等。如果现有资源不能满足访视对象的需求,而且该问题在社区护士职权范围内不能得到解决时,应与其他服务机构、医生、设备供应商等联系。

(四)家庭访视中的注意事项

1.着装　着装得体,整洁、协调、便于工作,适合社区护士身份。穿舒适的鞋,以便必要时能够跑动。不佩戴贵重首饰。随身带身份证、工作证等。

2.态度　要求合乎礼节,稳重大方,尊重被访视对象及其家庭的交流方式、文化背景、社会经历等,保守被访问家庭的秘密。

3.访视时间　以1小时以内为宜,避开家庭的吃饭和会客时间。访视时间单次低于20分钟,最好将两次访视合并,但家庭要求提供重要物品或信息的例外。若单次访视时间超过1小时,最好分成两次进行,以免时间过长影响访视对象的个人安排,或影响下次访视。

4.服务项目与收费　护患双方要明确收费项目与免费项目,一般家访人员不直接参与收费。

5. 应对特殊情况 ①家访时如果遇上一些有敌意、发怒、情绪反复无常的服务对象，或对周围的环境陌生，可在提供急需护理后立刻离开现场；②尽量要求护理对象的家属在场，访视家庭是单独的异性时，应考虑是否需要一个陪同者同行；③家访的路程经过一些偏僻的场所时，护士有权要求有陪同人员同行；④在访视对象家中看到一些如打架、酗酒、吸毒、有武器等不安全因素，可立即离开，并与有关部门联系。

二、居家护理

(一)居家护理概念

居家护理是指社区护士直接到病人家中，向居住在家庭的病人、残障人精神障碍者，提供连续的、系统的基本医疗护理服务。病人在家中不仅能享受到专业人员的照顾，还能享有正常的家庭生活，能减少家属照顾的来回奔波，节省医疗和护理费用。

(二)居家护理目的

1. 病人方面 ①提供连续性治疗与护理；②有利于方便生活，增强自我照顾的意识与能力；③缩短住院时间；④控制并发症，降低疾病复发率及再住院率。

2. 家庭方面 ①增强家庭照顾病人的意识；②提供病人护理相关知识与技能；③减少家庭经济负担。

3. 专业方面 ①可增加医院病床利用率，降低医疗费用；②扩展护理专业的工作领域，促进护理专业的发展。

(三)居家护理对象

1. 慢性病病人 如心脑血管疾病、慢性呼吸系统疾病、糖尿病及恶性肿瘤等病人。

2. 出院在家休养的病人 如各种慢性病急性发作治疗后病情稳定者。

3. 康复期的病人 如脊髓损伤、运动系统损伤、神经系统疾病和伤残的康复等。

4. 临终病人 如肿瘤晚期、衰老、不可逆的器官功能衰竭的病人。

(四)居家护理形式

1. 医院延续性护理服务 又称家庭病床，是我国常用的居家护理形式，是以家庭为护理场所，让病人在熟悉的环境中接受治疗和护理，既有利于病人的康复，又可减轻家庭经济和人力负担。其服务的主要方式：

(1)开设专科护士门诊：专科护士门诊多提供糖尿病、高血压、伤口造口、静脉治疗等专科护理指导。也可以开设免费的护士专家门诊提供出院咨询，开通热线电话，为出院后的病人提供咨询服务，并进行饮食、运动、药物及疾病相关知识的指导。

(2)建立出院病人延续护理服务中心：对出院病人进行家访及电话随访，服务内容包括：产妇及新生儿护理指导、慢性病护理、临终关怀，并提供护理技术服务及健康指导。

(3)开通护理网站：作为医护人员与病人交流的平台，进行监控宣教等活动，并建立一些相关规章制度及收费标准等。

(4)发放出院护理指导卡：包括服药、饮食、运动、功能锻炼、并发症的预防与观察、复诊时间等，对个别病人发放特异性的健康宣教手册。

家庭病床可由综合医院和社区卫生服务机构设置，随着我国社区卫生服务的发展，社区卫生服务机构设置的家庭病床有逐渐增加的趋势。门诊病人或出院病人经医师确认建立家庭病床，有的可由病人到特定医院申请，医师到家中评估后，进医保部门审批，签署协议，则建立家庭病床。家庭病床发生的诊疗费按医疗保险规定承担，巡诊手续费由服务对象自理，每次费用由设置机构规定。家庭病床的工作人员不固定，由设置机构统一派遣医生和护士进入家庭进行诊疗和护理。一般视病人情况实施不同级别的居家护理。

2. 以社区卫生服务中心为基础的居家护理服务　是我国目前主要的居家护理形式。由社区护士为本社区的服务对象提供相应的护理服务，是城市社区卫生服务网络的主要组成部分，为病人居家护理提供服务平台。

3. 独立形态的居家护理机构　是发达国家的主要健康服务形式，美国称之为家庭护理服务中心，日本称为访问护理中心。家庭护理服务中心由社会团体、医院或民间组织等设置。中心的服务人员固定，分别由医生、护士和家政服务人员组成。规模较大的配备有康复师、营养师和心理咨询师等。需要服务的家庭到中心申请，服务中心通过家庭访视进行评估，评估家庭环境、家庭需要服务的内容、需要服务的持续时间等，制订居家护理计划并进行实施。

第四章PPT

第五章

社区儿童、妇女与老年人保健护理

学习目标

识记

1. 能正确陈述社区儿童青少年保健目标、意义及保健管理内容。

2. 能正确列举儿童预防接种的管理与要求。

3. 能正确说出托幼机构的卫生保健管理与要求。

4. 能正确陈述中年人、老年人的身心特点。

5. 能正确陈述 WHO 对老年人的划分标准。

6. 能正确陈述社区老年人常见健康问题及护理措施。

理解

1. 能举例说明各年龄期儿童青少年保健指导内容。

2 能用自己的语言解释下列概念：

母乳喂养　人工喂养　混合喂养　预防接种　国家免疫规划　冷链
一类疫苗　二类疫苗　"中年人""老年人"

3. 能举例说明预防接种实施、禁忌证。

4. 能举例说明妇女各期保健指导内容。

5. 能举例阐述妇女常见问题的保健指导内容。

6. 能举例说明中年人、老年人的保健需求。

运用

1. 能运用本章所学知识，针对社区儿童青少年及各期妇女健康问题进行
适宜的保健指导。

2. 能运用护理程序进行规范的产后家庭访视。

3. 能运用所学知识对中年人、老年人进行全方位的保健指导。

儿童和妇女及老年人是社区卫生服务的重点保健人群。人的一生要经过儿童期、青少年期、成年期直至老年期，每一阶段都有各自的生理发育变化和心理社会特征，这使得不同阶段的人群具有不同的特征和不同的卫生保健需求。社区卫生工作人员应了解社区不同人群的需求，充分利用社区的资源，实施保健与护理，最大限度促进社区人群的健康。

第一节　社区儿童保健

依据世界卫生组织(WHO)的促进健康、预防为主、防治结合原则,儿童青少年卫生保健应按其生长发育特点,提供医疗、预防和保健服务,消除不良因素的危害,促进儿童青少年生理、心理和社会能力的全面发展。社区护士是儿童青少年保健的重要承担者,在工作中应通过有效措施保障其健康成长。

一、概述

(一)社区儿童保健的含义

社区儿童保健是指社区卫生服务工作者根据儿童不同时期的生长发育特点,以满足他们健康需求为目的,以解决社区内儿童的健康问题为核心,为其提供的系统化服务。根据 2011 年新制订发布的《中国儿童发展纲要(2011—2020 年)》的规定,现阶段我国儿童保健的重点是 0~6 岁的学龄前儿童。

社区儿童按照年龄可分为新生儿期、婴儿期、幼儿期、学龄前期及学龄期。

(二)社区儿童保健的基本任务

1. 儿童常见病、多发病防治　对影响婴幼儿健康最常见的 4 种疾病(维生素 D 缺乏性佝偻病、营养性缺铁性贫血、小儿肺炎及婴幼儿腹泻)制订防治措施,加强健康教育,普及科学育儿知识,减少儿童疾病的发生。

视频:社区儿童保健1

2. 预防接种管理　做好儿童基础免疫工作,即有计划地实施卡介苗、麻疹疫苗、百白破三联菌苗、脊髓灰质炎疫苗、乙肝疫苗、流脑疫苗等免疫接种,使接种疫苗的儿童达到和保持较强的免疫能力,有效控制相应传染病的流行。

3. 做好儿童保健的统计　做好新生儿访视、儿童生长发育监测、定期健康检查及预防接种等记录和统计工作,为开展儿童保健工作提供科学依据。

4. 儿童保健系统管理　以新生儿为重点,对新生儿、婴幼儿及体弱儿建立系统管理卡片和访视制度,按常规管理。6 岁以下儿童要根据年龄定期体检,观察生长发育情况,早期发现并解决不利于儿童生长发育的因素。

5. 健康教育　宣传普及科学知识,加强产前检查,促进优生优育;合理营养和平衡膳食,促进儿童身体发育;早期教育,培养良好的个性品质,增强对个人、家庭、社会的情感以及在复杂社会环境中的适应能力。

二、各年龄阶段儿童的保健

(一)新生儿期保健

新生儿期是指从出生后脐带结扎至满 28 天,是小儿脱离母体后生理功能进行调整以逐渐适应外界环境的独立生活时期。新生儿期调节功能和适应环境能力差,受外界环境温度影响容易出现体温波动；呼吸浅表，频率40~45次/min，节律不规则，腹式呼吸为主；心率快，120~140次/min；血压波动在70/50 mmHg左右。消化系统发育尚不成熟，胃呈水平位，容量小，贲门括约肌松弛，幽门括约肌较发达，极易发生吐奶、溢奶。出生后一周内，一般会出现生理性体重下降、"马牙"或"板牙"、乳腺肿大、生理性凝血酶原过低症以及不同程度的生理性黄疸，7~10天复原。新生儿期各器官的功能发育尚不成熟，生理调节能力和对外界变化的适应性差，抵抗感染的能力弱。这个时期易患各种疾病，如感染、缺氧、窒息、黄疸、寒冷损伤综合征等，且病情变化快，特别是生后一周内的新生儿发病率和死亡率较高。

1.新生儿家庭访视　新生儿出院回家后1周内，社区护士应该进行家庭访视。顺产访视一般为4次，即第3、7、14、28天；难产或剖宫产访视3次，即第7、14、28天，如发现异常应增加访视次数。访视的目的是定期对新生儿进行健康体检，做好生长发育评估，早期发现问题，及时处理；督促、指导家长完成预防接种，对家长进行科学育儿知识的指导。访视内容可总

视频：社区儿童保健2

结为：一观察、二询问、三检查、四教育、五处置。重点包括：①观察新生儿居住的环境，包括温湿度、通风情况、安全设施、卫生状况等。观察新生儿一般情况，如皮肤颜色、呼吸节律及吸吮能力等。②询问母亲新生儿出生前、出生时和出生后的基本情况，包括孕母情况、产次、分娩方式、有无窒息、出生时身长和体重、喂养、睡眠、大小便情况，是否接种卡介苗和第一剂乙肝疫苗等。③测量体温、身长、体重。检查有无黄疸、脐部有无出血、感染等。④指导母乳喂养、宣传保暖、卫生护理的重要性，告知抚触的益处和方法。教育家长重视预防新生儿窒息。⑤对发现的问题给予及时处理，做好记录。视情况对低出生体重、早产、双多胎及有出生缺陷的新生儿预约下次访视时间。

2.新生儿的居家保健

(1)衣着和保暖：新生儿体温调节中枢发育不完善，体温常受环境影响，居室应阳光充足，空气新鲜，温度22~26℃、湿度55%~65%为宜，预防发生新生儿硬肿症，体温应保持在36~37℃；夏季应避免室内温度过高，防止发生脱水热。新生儿衣被不宜过厚，衣着和尿布须选用清洁、柔软、吸水性好、浅颜色的布料。注意包裹不要太紧，更不能用带子捆绑，以便四肢自由屈伸。

(2)喂养指导：①母乳喂养：正常分娩的新生儿，出生后半小时内可开始吸吮母亲乳头。尽早开奶可促进乳汁分泌。正常母乳是新生儿最理想的食品，其营养成分合理，易消化吸收，且经济便捷又卫生，及早进行母乳喂养，可以增强产妇子宫收缩，促进胎盘娩出，减少产后出血，防止新生儿发生低血糖，而且有助于促进新生儿的生长发育和提高抗病能力，还有助于建立良好的母子感情。②人工喂养：是指母亲因各种情况不能哺喂婴儿，使用其他乳制品或代乳品喂养婴儿的方法。目前较好的代乳品为婴儿配方奶粉，使用时奶粉的浓度应按照包装上的说明来进行。人工喂养应注意，在喂哺前检查奶头孔大小和奶液的温度。喂哺时奶瓶倾斜度以奶汁始终充满奶头为宜，以免小儿吞入大量空气，喂哺后应将小儿抱起拍背，并将奶具清洗干净，煮沸消毒。③混合喂养：由于母亲乳汁分泌不足或其他原因不能全部以母乳喂养而部分用牛乳、配方奶粉或其他代乳品补充者称为混合喂养。一般对于因母乳量少而不能满足新生儿需求者，可仍按时哺乳，先将两侧乳房吸空，然后补充乳品或代乳品，以防止因吸吮刺激减少而导致母乳分泌的骤降。母亲因故临时不能给新生儿哺乳，可用牛乳或代乳品代替一次至数次喂养新生儿，母亲仍应该按时挤出或用吸乳器吸尽乳汁，全日喂哺母乳

次数最好不少于 3 次，以防止母乳分泌减少。

（3）皮肤护理：①新生儿皮肤娇嫩，且排泄次数多，每次大便后用温水清洗臀部，勤换尿布，保持臀部干燥，必要时可使用氧化锌或 5%糅酸油膏涂抹局部，积极预防和及时治疗尿布疹。②每日洗澡一次，根据室温选择合适衣服和尿布。沐浴时间勿选择喂奶后 1 小时之内。沐浴时室温最好在 26~28℃ 澡盆内先倒冷水再倒热水，以手腕内侧测试水温，39~41℃ 为宜，应特别注意皮肤皱褶处，如腋下、颈部和腹股沟等，沐浴后可以给新生儿进行抚触。③脐带一般在出生后 5~8 天自然脱落，脐带脱落前要保持局部清洁干燥，每天用 75%的酒精棉签由内向外消毒脐带残端及脐轮周围 1~2 次，每次 3 遍，用无菌纱布覆盖。如发现脐部周围皮肤红肿、有脓性分泌物，提示感染，应及时就医。④新生儿痤疮、马牙、乳房肿大、假月经等属生理现象，可暂不处理。

3. 早期教育　早期教育有助于婴幼儿身体、情感、智力、人格、精神等多方面的协调发展与健康成长。新生儿的视、听、触觉已有初步发展，母亲可通过哺乳、拥抱、抚摸、多与新生儿说话及用色彩鲜艳、摇曳发声的玩具等方式刺激其视、听、触觉，促进新生儿神经心理发育，增进母子间的情感交流，也促进新生儿智力的发育。

4. 常见健康问题及意外的预防与护理

（1）新生儿窒息：新生儿窒息是新生儿期最常见的意外伤害。社区护士应指导母亲保持正确的母乳喂养姿势，避免乳房堵塞新生儿口、鼻，尤其是在夜间母乳喂养过程中更需注意；每次喂哺后要将新生儿竖立抱起，轻拍后背待胃内空气排出后再让新生儿右侧卧位，防止发生呛咳，导致窒息。寒冷冬季避免将新生儿包裹过紧、过严。一旦发现新生儿窒息，迅速去除窒息原因，保持呼吸道通畅，若新生儿心跳呼吸停止，立即心肺复苏，并送往医院抢救。

（2）交叉感染：新生儿机体免疫力低下，抵抗力弱，容易发生交叉感染。因此，应避免接触感染者，家人感冒时必须戴口罩才能接触新生儿，尽量减少亲友探视；母亲在哺乳前和护理前要清洁双手；新生儿的用具要专用，食具在每次用后要及时清洁消毒；保持室内空气流通和环境整洁。

（3）新生儿黄疸：新生儿黄疸是指新生儿时期，由于胆红素代谢异常，引起血中胆红素水平升高，而出现皮肤、黏膜及巩膜黄疸为特征的病症。生理性黄疸在出生后 2~3 天出现，4~6 天达到高峰，7~10 天消退，属生理现象，无需特殊处理。若出生后 24 小时内即出现黄疸，2~3 周仍不消退，甚至加深、加重或消退后重复出现或生后一周至数周才开始出现黄疸，均为病理性，应及时就医。社区护士进行家庭访视和健康教育时应关注新生儿黄疸现象并对产妇和家属进行健康教育。

（二）婴儿期保健

婴儿期是指从出生 28 天至未满 1 周岁，又称乳儿期。婴儿期生长发育和新陈代谢旺盛，是人类生命发育的第一高峰期，12 月龄婴儿体重将增长至出生时的 3 倍，身长增加至出生时期的 1.5 倍。但消化吸收功能和免疫系统发育不完善，易发生消化系统疾病和传染病。此外，自主运动能力发育较快，但平衡能力较差，运动中容易出现意外。婴儿的感知觉发育很快，逐渐具备学习的能力，是进行早期教育的适宜时机。婴儿期可有明确特征的喜怒哀乐，用行为或简单语言表达其亲近或拒绝的态度，并逐渐建立对亲人的依赖和信任感。同时有一定的对本能需要的自控能力，可及时表达进食需求、排泄需求以及躯体不适等。本期是小儿与照顾者建立信任的关键期，如不能及时满足小儿的需要，则会产生不信任感，影响良好亲子关系的建立并进而影响人格的健全发展。

1. 婴儿期的居家保健

（1）衣着：婴儿衣着应简单、宽松，避免摩擦皮肤，便于穿脱及四肢活动；因其颈部较短，上衣不宜有领；不用松紧腰裤，最好穿连衣裤或背带裤，利于胸廓发育。

（2）婴儿期膳食：以高能量、高蛋白的乳类为主。出生后 1~3 个月注意维生素 D 的补充；4 个月内的婴儿提倡纯母乳喂养（WHO 建议母乳喂养至少坚持 6 个月）；6 个月时以母乳为主，开始合理添加辅助食品，以适应其快速生长的需要，辅食添加原则：①由少到多：一般开始时只吃 1/4 个蛋黄，3~4 天无不良反应可增至 1/2 个，再逐渐增至 1 个。②由一种到多种：习惯一种后再增加另一种，一般每周可加一种新食物，添加过程中要观察大便情况。③由细到粗、由稀到稠：从菜汁到菜泥再到碎菜，使婴儿逐渐适应吞咽和咀嚼。④辅食添加应根据婴儿的需要和消化道成熟程度而定，按一定顺序，例如：4~6 个月可以添加蛋黄、水果泥、菜泥等。6~7 个月可食烂面条、鱼泥等。8~9 个月添加肉末、动物内脏等。10~12 个月可吃碎肉、碎菜等。

（3）口腔保健：4~10 个月乳牙开始长出，婴儿会有一些不舒服的表现。家长可用软布帮助其清洁口腔，并提供一些较硬的饼干、馒头片等食物咀嚼，使其感到舒适。

2. 体格锻炼　婴儿要多到户外，进行空气、日光、水"三浴"锻炼，提高对周围环境的适应力和抗病能力，增强婴儿体质。户外活动时间可由 5~10 分钟，逐渐延长到 1~2 小时，注意避免阳光直射。

3. 早期教育

（1）大小便训练：白天在其睡前、睡后或吃奶后给小儿排尿，并采取一定的把尿姿势，发"嘘嘘"声，使时间、姿势和声音联系起来，形成排尿的条件反射；会坐后开始训练大小便坐盆，每次 3~5 分钟；6 个月开始训练不兜尿布，先白天不兜、定时排尿，然后夜间按时将婴幼儿叫醒坐盆小便，逐步过渡到晚上也不兜尿布。

（2）语言训练：语言的发展是一个连续有序的过程，婴儿期是感知觉发展的快速期，是语言形成的关键时期。最先是练习发音，然后是感受和理解语言，最后才是表达，即说话。对 3 个月内的婴儿，可在床上悬吊色彩鲜艳、能发声及转动的玩具，引逗其注意，经常面对婴儿说话、唱歌；对 3~6 个月的婴儿，则选择各种颜色、形状、发声的玩具，引逗其看、摸和听；再大一点可让其看、指、找，引导其观察周围事物，增强注意力，同时用柔和的声音表示赞许、鼓励，用严厉的声音表示禁止、批评，培养婴儿分辨声调和好坏的能力。

（3）动作训练：家长应为婴儿提供活动的空间和机会，社区护士指导其按婴儿生长发育的特点并结合实际情况适时地训练其动作。从添加辅助食物起，即开始训练婴儿用勺进食，7~8 个月学习用杯子喝水，9 个月之后即可训练婴儿抓取食物的能力，促进其手、眼和吞咽协调动作的发展。指导家长帮助婴儿做伸展、扩胸、屈腿、翻身等运动，也可做抚摸操，让婴儿练习爬、坐、站、走路等动作。

4. 佝偻病和缺铁性贫血的预防　婴儿出生后 2 周开始每日口服预防剂量维生素 D400~800 IU，同时增加户外活动时间，接受日光照射，以促进钙的吸收。提倡母乳喂养，因母乳中的铁吸收率高；及时合理添加辅助食物，尤其是含铁丰富的食物，如 4 个月后添加蛋黄；并于哺乳后加喂橘子汁或维生素 C，每日 50~100 mg，8 个月开始喂食肝泥、肉末等，以促进铁的吸收。

(三) 幼儿期保健

幼儿期是指从 1 周岁至未满 3 周岁，又称学步期。幼儿期体格发育速度较婴儿期减慢，2 岁以后体重每年平均只增加 2 kg，身长每年平均增长 5 cm。囟门在 1~1.5 岁闭合，2 岁至 2 岁半左右乳牙出齐。幼儿期脑的发育较快，脑重是成人的 3/4，因此此期在语言、动作、心理方面有显著发展，能完成各种较精细的动作。但此期由于消化吸收功能尚未发育完善，又面临辅食添加，饮食从乳汁转换为饭菜的阶段，若喂养不当，很容易发生消化系统疾病和营养不良；同时从母体获得的免疫力逐渐消失，而自身后天获得的免疫力还很弱，故容易患各种感染性和传染性疾病。此期儿童语言、行走能力逐渐增强，但平衡能力和识别危险的能力却很差，容易发生意外事故。同时，心理、思维能力发展迅速，对人、环境和事物的识别与定向能力逐渐加强，试图摆脱约束的行为倾向也逐步加强，如能正确引导和合理应对，可以养成良好的生活和卫生习惯，培养坚强的性格和意志力。

1. 喂养指导　幼儿期生长发育虽然较婴儿期缓慢，但仍在持续生长，加之活动量明显增大，神经系统发育较快，需要营养丰富的食物。安排幼儿期膳食需考虑以下四个方面：一是对热能和营养素的需要；二是小儿消化系统功能；三是锻炼小儿的咀嚼能力；四是如何提高食欲。牛奶仍是幼儿期的主要食品，1~2 岁时每日需要 500 mL，2~3 岁时每日需要 250 mL 左右，热能和各种营养素供给要充足，荤素菜合理搭配，以满足生长发育和活动增多的需要，膳食安排以"三餐两点制"为宜。食物制作要细软，并且经常变换口味，同时授予家长一些合理喂养幼儿的方法和技巧，规律安排进餐时间，鼓励幼儿自己进食，以促进其食欲。

2. 早期教育

(1) 培养良好的卫生和生活习惯：家长应有意识地为幼儿安排规律的生活，包括排便、睡眠、进食、沐浴、游戏和户外活动等，培养独立生活的能力，养成良好的生活习惯，为适应幼儿园生活做准备。此期孩子的注意力集中时间短，学习活动一般为 15 分钟左右，不宜过长。

(2) 语言训练：幼儿期是语言形成的关键阶段，家长应经常与其交谈，鼓励幼儿多说话，积累词汇，逐渐提高语言表达能力，对错误发音及时纠正，但绝不能取笑，否则会造成幼儿心理紧张，不敢说话或口吃。

(3) 动作训练：动作是心理的外部表现，动作的发展可促进儿童心理的发展。可通过捡拾豆子、画画等游戏活动，发展儿童的精细动作；通过学习自己洗手、穿脱衣服、收拾玩具等自理活动，促进儿童独立性和智力的发展，对一些危险行为应耐心讲解，并给予限制。玩具可以促进动作的发展，应根据不同年龄选择合适的玩具。

3. 体格锻炼　锻炼可以增强儿童肌肉和骨骼的发育，促进新陈代谢，还可增进食欲，预防疾病。要根据儿童年龄的不同，对体格锻炼的内容、用具、环境设施等提出相应的安全要求、卫生要求，预防运动性创伤。

4. 意外事故的预防与急救

(1) 识别和预防常见病：继续加强婴幼儿"四病"和龋齿的早期预防，通过加强营养、增强体格锻炼、培养良好卫生习惯、加强护理等增强体质，提高防病能力。

(2) 预防意外：3 岁前的儿童活泼、好动、好奇心强，常用触觉和味觉探索周围环境，但自我保护意识较差，缺乏识别危险及自我防范的能力，父母或照顾者一时疏忽常可导致意外事故的发生，如中毒、灼烫伤、跌倒和坠落伤、气管异物及溺水等。因此，凡儿童活动的场所、周围环境，都应该设有安全设施，避免存放危险品。

（3）常见意外的院前急救：①气管异物：当发现气管异物时，如幼儿可以呼吸，家长应保持镇静，鼓励其用力咳嗽，争取将异物咳出。也可将幼儿面朝下横过自己的双膝间，用手掌根部在两侧肩胛骨之间给予有力的冲击，如果异物去除后呼吸未恢复，应该立即进行口对口人工呼吸。除非能看见异物，否则不要盲目用手指取异物。要立即呼救当地紧急医疗服务电话，寻求帮助。②灼烫伤：如果发生热液烫伤应立即脱去被热液浸湿的衣物，然后将受伤部位浸入冷清水中降温，如衣物与皮肤粘在一起，切勿撕拉，只需将未粘着部衣物剪去，也不要将水泡刺破，保护好创面，及早送医院治疗。

（四）学龄前期保健

学龄前期是指从 3 周岁至入学前（6~7 岁）。学龄前期儿童体格发育速度开始减慢，主要受遗传、内分泌因素的影响。此期眼功能发育基本完成，但还有一定可塑性；5~6 岁乳牙开始脱落，恒牙长出。学龄前期儿童身高、体重稳定增长，机体抵抗力逐渐增强、免疫系统发育迅速，但不成熟，易患急性肾炎、风湿病等免疫性疾病。运动系统逐渐发育成熟，智能发育更趋完善，求知欲强，善模仿，易发生意外事故，应注意预防。学龄前期儿童各种感觉都在迅速地完善，特别是一些复杂的感觉都有了进一步的发展。语言和思维能力进一步发展，学会讲故事，背诵儿歌，跳舞等。开始有初步的抽象思维和想象的萌芽，记忆力好，好发问，并初步形成参与社会实践活动的愿望和能力，具体表现为愿意帮父母干活，独立生活能力明显提高，具有对一些事物进行简单分析、综合与抽象概括的能力。对周围的人和环境的反应能力更趋于完善，逐渐形成较为明显的个性倾向。

1. 平衡膳食　学龄前期儿童膳食结构接近成人，可与成人共进主餐，另加一餐点心，每天饮牛奶 200 mL 左右，经常吃适量的鱼、禽、蛋、瘦肉，以保证优质蛋白质摄入，正确选择零食，少喝含糖高的饮料，培养不挑食、不偏食的良好饮食习惯。儿童食欲受活动和情绪影响较大，应指导家长掌握促进食欲的技巧，保证儿童体重正常增长。

2. 教育　学龄前期要对他们进行安全教育和学前教育。①安全教育：学龄前儿童活泼好动、善模仿，但机体发育尚不完善，动作协调性不好，且缺乏实践经验，易发生意外。因此，要适时对他们进行安全教育。如遵守交通法规、不到无围栏河边玩耍、不玩打火机和电器等。②学前教育：注意生活规律的培养。安排动静结合的活动内容，使儿童在游戏（时间以20~25 分钟为宜）中增加学习兴趣、开发智力，学习关心集体、团结协作、遵守纪律及如何与人交往。培养分辨是非的能力、想象和思维能力。在日常生活中锻炼他们的毅力和独立生活能力，培养自尊、自强、自立、自信的品格，培养良好的心理素质和社会适应能力。

3. 保护视力与牙齿　指导儿童卫生用眼，如纠正看书、写字的姿势，不躺在床上或在暗淡的光线下看书，避免长时间看电视或玩电子游戏，发现视力障碍应及时矫正；教会儿童正确的刷牙方法，养成早晚刷牙、饭后漱口的习惯，促进儿童保持口腔卫生，预防龋齿的发生。每年进行 1~2 次检查，发现弱视或龋齿及时纠正或治疗。

4. 预防儿童肥胖症　儿童肥胖症是指体重超出同性别、同身高参照人群均值的 20%。肥胖不仅影响儿童健康，其中 10%~30% 还可发展为成年肥胖症，继而引起高血压、冠心病、糖尿病等疾病。小儿单纯性肥胖的常见原因有：摄入过多高脂肪、高热量食物、活动过少、出生时体重超重、儿童不良情绪等。对婴幼儿生长发育进行监测，以利于早期发现体重增长过快的趋势，及时采取干预措施。

5. 常见意外伤害院前急救处理 ①毒虫咬伤：仔细检查被毒虫咬伤部位有无毒刺并予以拔除或刮除，并注意观察儿童的生命体征。如果被蜜蜂、毒蝎蜇伤或蜈蚣咬伤也可用弱碱性溶液如肥皂水清洗伤口；被黄蜂蜇伤可用弱酸性溶液如食醋清洗伤口，剧痛者可以冰块冷敷或激素软膏外涂。抬高患肢，以减少肿胀和疼痛。对有过敏反应者可口服抗组胺药。继续观察伤口和全身反应，如局部疼痛加剧、继发感染或出现呼吸困难、哮喘、荨麻疹等应立即就医。②犬咬伤：被咬伤后，应立即用大量清水、肥皂水反复冲洗伤口，然后去医院注射狂犬疫苗。回家后至少观察 7 周，如出现发热、头痛、恶心、呕吐、吞咽困难，对光、声、风、水有恐惧感须立即复诊。

(五) 学龄期保健

学龄期是指 6~7 岁至 12~13 岁进入青春期前。学龄期儿童体格仍稳步增长，在学龄期末除生殖系统外的其他器官发育已接近成人水平，脑的形成已基本和成人相同。本期疾病的发病率较前面有所降低，但应注意预防近视、龋齿。学龄期儿童个性特征越来越稳定，个性倾向也越发明显，是形成自信和自卑的关键时期。儿童通过学习、参加集体和社会活动，不断体验人与人以及人与集体间的关系，体验团结友爱、互帮互助的积极情感和友好氛围。但如果自觉能力不足，甚至有挫折感，可能会出现妥协，无意与他人合作，甚至影响到成年后对工作的态度。此期是培养优良品质和社会交往能力的关键时期。

1. 营养与饮食 该期儿童基本上能够接受成人的饮食，但还应特别注意早餐的质量和数量，保证吃好早餐，通过课间加餐供应优质蛋白质的食物，不仅满足生长发育的需要，且有益于儿童学习时集中注意力。多食富含钙的食物，加强运动，使骨骼发育到最佳状态。减少含糖饮料和零食的摄入，饮用清淡饮料，同时重视户外活动避免肥胖。

2. 合理的生活习惯和适宜的学习条件 合理安排课内外学习活动及作息时间，睡眠充足，避免疲劳，提高学习效率；配置适合儿童学习和生长发育的教学设施；避免学生作业过多和精神过度紧张。

3. 心理保健 结合其生理发育期出现的不同心理特征，正面引导，启发和培养学龄期儿童同情心，学会谦让、和睦相处和感恩，纠正不文明行为和举止，从小培养良好的心理素质。

4. 教育

1) 法制教育：由于其生理和心理发育特点使他们易受外界不健康因素的影响，易做出一些缺乏理智的事。因此，有必要增加他们的法律知识，提高法律意识，认识到遵纪守法的重要性。同时，培养其积极向上、助人为乐的品德，自觉抵制腐化堕落的思想。

2) 安全教育：学龄期儿童由于好奇心、好胜心强，又喜欢探险和刺激，易发生车祸、溺水及运动外伤等意外损伤。因此，应对其进行运动安全相关规则教育，提供安全的运动器材；鼓励并要求儿童在安全的地方玩耍，对有危险性的刺激活动应制止。训练其预防和处理意外事故的能力，并教育他们互助互爱，遇到意外事故要互相帮助，共同克服困难。

3) 健康教育：重视健康的生活方式和行为的培养，如眼卫生保健教育、口腔卫生保健教育、饮食卫生健康教育、青春期的性生理与性道德健康教育。同时，应加强儿童对吸烟、吸毒的警示教育，远离毒品，避免不良行为的发生。

5. 常见健康问题的预防 学龄期要加强疾病防治，预防龋齿、近视、沙眼。近视的发生和发展不仅与遗传因素有关，还与环境因素和儿童的用眼卫生密切相关。这个时期儿童应每半年进行一次视力检查，以便尽早发现视力异常，及时矫正。在提高儿童自我保健意识的基础上注意用眼卫生。

➡ 三、预防接种

（一）预防接种的相关概念

1. 预防接种　是指有针对性地将生物制品接种到人体内，使人对某种传染病产生免疫能力，从而预防该传染病。

2. 国家免疫规划　是按照国家或者省市确定的疫苗品种、免疫程序或接种方案，在人群中有计划地进行预防接种，有针对性地预防和控制传染病的发生和流行。

3. 冷链　是指为保证疫苗质量，从疫苗生产企业到接种单位的运转过程中所装备的储存、运输冷藏设施及设备。

（二）疫苗的种类与免疫程序

1. 疫苗种类　根据《疫苗流通和预防接种管理条例》，疫苗分为两类。

（1）第一类疫苗：是指政府免费向公民提供，公民应当依照政府的规定受种的疫苗，包括国家免疫规划确定的疫苗，省级人民政府在执行国家免疫规划时增加的疫苗等。

视频：社区儿童预防接种

（2）第二类疫苗：是指由公民自费并且自愿受种的其他疫苗。

2. 免疫程序　我国现行的儿童计划免疫程序详见表 5-1。

表 5-1　儿童计划免疫程序

疫苗名称	接种对象月(年)龄	接种剂次	间隔时间
乙肝疫苗	0、1、6 月龄	3	出生后 24 小时内接种第 1 剂次，第 1、2 剂次间隔 28 天
卡介苗	出生时	1	卡介苗接种不得超过 2 个月
脊灰疫苗	2、3、4 月龄，4 周岁	4	第 1、2 剂次，第 2、3 剂次间隔 28 天
百白破疫苗	3、4、5 月龄，18~24 月龄	4	第 1、2 剂次，第 2、3 剂次间隔 28 天
白破疫苗	6 周岁	1	
麻风麻疹疫苗	8 月龄	1	
麻腮风疫苗	18~24 月龄	1	
乙脑减毒活疫苗	8 月龄，2 周岁	2	
A 群流脑疫苗	8~18 月龄	2	第 1、2 剂次，第 2、3 剂次间隔 3 个月
A+C 流脑疫苗	3 周岁，6 周岁	2	2 剂次间隔 3 年；第 1 剂次与 A 群流脑疫苗第 2 剂次间隔 12 个月
甲肝减毒活疫苗	18 月龄		
乙脑灭活疫苗	8 月龄(剂次)，2 周岁，6 周岁	4	第 1、2 剂次间隔 7~10 天

(三)预防接种管理与考核

(1)及时为辖区内所有居住满3个月的0~6岁儿童建立预防接种证和预防接种卡(簿)等儿童预防接种档案。

(2)采取预约、通知单、电话、手机短信、网络、广播通知等适宜方式,通知儿童监护人,告知接种疫苗的种类、时间、地点和相关要求。在边远山区、海岛、牧区等交通不便的地区,可采取入户巡回的方式进行预防接种。

(3)每半年对辖区内儿童的预防接种卡(簿)进行1次核查和整理,对迁出、死亡或失去联系1年以上儿童的预防接种卡片,应该剔出并由接种单位另行妥善保管。查缺补漏,并及时进行补种。

(4)工作指标:主要有适龄儿童建证率、证填写符合率、某种疫苗接种率、疫苗合格接种率、流动儿童接种率、新生儿首剂乙肝疫苗及时接种率及常规报告接种率的及时性、完整性和正确性等。

(四)预防接种禁忌证

1.过敏体质者　即已知对该疫苗的任何成分(辅料、甲醛及抗生素)过敏者。如对鸡蛋或新霉素过敏者均不能接种麻疹减毒疫苗。

2.正在患某些疾病者　如正在患有严重器官疾病、急性疾病、严重慢性疾病、慢性疾病急性发作期、发热者,患感冒、腹泻(尤其是口服疫苗)、湿疹或其他皮肤病病人,需推迟疫苗的接种,待儿童康复后再行补种。

3.免疫功能不全者　即免疫缺陷(如无/低丙种球蛋白血症)、免疫功能低下或正在进行放、化疗、接受免疫抑制剂治疗者。儿童患白血病、淋巴瘤、恶性肿瘤等疾病,以及反复发生细菌或病毒感染,均视为存在免疫功能不全。

4.神经系统疾病人　即患有未控制的癫痫和其他进行性神经系统疾病者。如患有癫痫、脑病、癔症、脑炎后遗症、抽搐或惊厥等疾病者,应在医生的指导下,谨慎接种疫苗。

每种疫苗的禁忌不尽相同,接种时必须通过询问或简单体检判断禁忌证。对于不宜接种者,应权衡不接种导致的患病危险与接种后的效果不佳和可能增加不良反应的风险之后再做决定。

(五)预防接种实施

1.预防接种前准备工作

(1)确定受种对象:根据国家免疫规划疫苗规定的免疫程序,确定受种对象。包括:本次应种者、上次漏种者和流动人口等特殊人群中的未受种者。

(2)通知儿童家长或其监护人:采取预约、通知单、电话、口头、广播通知等适当方式,通知儿童家长或其监护人告知接种疫苗的种类、时间、地点和相关要求。

(3)分发和领取疫苗:接种单位根据各种疫苗受种人数计算领取疫苗数量,做好疫苗领发登记。运输疫苗的冷藏包,应根据环境温度、运输条件、使用条件放置适当数量的冰排。

(4)准备注射器材:按受种对象人次数的1.1倍准备注射器材。自毁型注射器和普通一次性注射器使用前要检查包装是否完好并在有效期内使用。备好喂服脊灰疫苗的清洁小口杯、药匙。

(5)准备药品、器械:准备75%乙醇、95%乙醇、镊子、棉球杯、无菌干棉球或棉签、治疗盘、体温表、听诊器、压舌板、血压计、1∶1000肾上腺素、自毁型注射器回收用安全盒及污物桶等。

2. 接种时的工作

(1)接种场所要求：接种场所室外要设有醒目的标志，室内宽敞清洁、光线明亮、通风保暖，并准备好接种工作台、坐凳以及提供儿童和家长休息、等候的场所。接种场所应当按照登记、健康咨询、接种、记录、观察等内容进行合理分区，确保接种工作有序进行。同时接种几种疫苗时，在接种室或台分别设置醒目的疫苗接种标记，避免错种、重种和漏种。

(2)核实受种对象：接种工作人员应查验儿童预防接种证、卡，核对受种者姓名、性别、出生年、月、日及接种记录，确认是否为本次受种对象、接种疫苗的品种。对不属于本次受种者的，向儿童监护人做好说服解释工作。对于因有接种禁忌而不能接种的受种者，应对儿童监护人提出医学建议，并在接种卡(簿)和接种证上记录。

(3)接种前告知和健康状况询问：在实施接种前，应告知儿童监护人所接种疫苗的品种、作用、禁忌、不良反应以及注意事项。应询问受种者的健康状况以及是否有接种禁忌等情况，并如实记录告知和询问情况。

(4)接种现场疫苗管理：核对接种疫苗的品种，检查疫苗外观质量。凡过期、变色、污染、发霉、有摇不散凝块或异物、无标签或标签不清、安瓿有裂纹的疫苗一律不得使用。冻结过的百白破疫苗、乙肝疫苗一律不得使用。使用含有吸附剂的疫苗前，应当充分摇匀。使用冻干疫苗时，用注射器抽取稀释液，沿安瓿内壁缓慢注入，轻轻摇荡，使疫苗充分溶解，避免出现泡沫。安瓿启开后，未用完的疫苗盖上无菌干棉球冷藏。活疫苗超过半小时、灭活疫苗超过1小时未用完，应将疫苗废弃。

(5)接种操作：接种操作前再次查验核对受种者姓名、预防接种证、接种凭证和本次接种的疫苗品种，确认无误后予以接种。确定接种部位时要避开疤痕、炎症、硬结和皮肤病变处。用75%乙醇消毒皮肤，待晾干后立即接种。禁用2%碘酊进行皮肤消毒。

(6)接种记录、观察与预约：接种后及时在预防接种证、卡(簿)或计算机上记录所接种疫苗的年、月、日及批号。接种记录书写应规范工整，不得用其他符号代替。告知家长或监护人，受种者在接种后留在接种现场观察15～30分钟。如出现预防接种异常反应，应及时处理，并按规定程序报告。同时，与儿童家长或其监护人预约下次接种疫苗的种类、时间和地点。

3. 接种后的工作

(1)清理器材：清洁冷藏容器。使用后的自毁型注射器、一次性注射器及其他医疗废物要严格按照《医疗废物处理条例》的规定处理。

(2)处理剩余疫苗：废弃已开启安瓿的疫苗。冷藏容器内未打开的疫苗做好标记，放冰箱保存，于有效期内在下次接种时首先使用。清理核对接种通知单和预防接种卡(簿)，及时上卡，确定需补种的人数和名单，下次接种前补发通知。统计本次接种情况和下次接种的疫苗使用计划，并按规定上报。

四、儿童健康检查

社区护士应对社区内所有的新出生的儿童建档注册，根据儿童生长发育的规律，有计划、定期地监测儿童生长发育的情况及健康状况，如发现异常应与家长共同分析原因，制订有针对性的措施，以促进和保护儿童健康成长。

1. 定期体格检查　检查的项目主要有：身高、体重、头围、胸围、坐高、上臂围、皮褶厚度、视力、听力及牙齿等。每次检查最好在固定时间，采用相同测量工具和方法，同时评估儿童是否有夜惊、多汗、烦躁、枕秃等。一般频率为"421"，婴儿期在3、6、8、12月龄时分别做1次检查，共4次；幼儿期每半年检查1次，共2次；3岁以后每年检查1次，但视力、牙齿最好还是坚持半年检查1次。在婴幼儿6~8、18、30月龄时分别进行1次血常规（或血红蛋白）检测。在6、12、24、36月龄时使用行为测听法分别进行1次听力筛查。

2. 生长发育检测　出生后1~6个月的婴儿每月检测1次，7~12个月的婴儿每2个月检测1次；生后第二年检测3次，即生后15、20、24个月各1次；第三年2次，即生后30、36个月各1次。主要测量内容为体重，由家长或社区护士来完成，测量后把测量值标记在原国家卫计委推荐的儿童生长发育监测图上，观察分析体重曲线在生长发育图中的走向。如体重曲线与图中标准曲线平行，说明体重增长正常；如曲线出现低平、下斜，说明体重未增长，甚至出现生长停滞。结合曲线图帮助家长分析原因，如存在喂养问题、疾病因素等，给予针对性的指导，采取相应的干预措施，促进儿童健康成长。

3. 一般情况及系统检查　询问儿童个人史和既往史，包括出生史、喂养史、疾病史、过敏史、预防接种史、生活习惯、家庭环境和教育等，并定期对儿童进行全身各系统检查，以便早期发现问题，及时处理。

4. 常见病的检查　如缺铁性贫血、寄生虫病等。对临床可疑佝偻病、发育迟缓等疾病应做进一步检查。在知情同意的原则下，还应对新生儿做智力、听力、苯丙酮尿症和先天性甲状腺功能减低症等遗传代谢病的筛查，一旦确诊，立即治疗，以避免或减轻脑损伤。

第二节　社区妇女保健

随着妇女社会经济地位的提高和生殖医学的发展，妇女对健康的需求不断增长，妇女保健工作的重要性日益突出，妇女保健服务内容也不断丰富。因此，全社会都应高度重视妇女保健工作，积极行动起来，共同维护妇女的健康权益和促进妇女的健康水平。

一、概述

(一)社区妇女保健的含义

社区妇女保健是以维护和促进妇女健康为目的，预防为主，以保健为中心，以基层为重点，以社区妇女为对象，防治结合，开展以生殖健康为核心的保健工作。2001年，国务院颁布了《中国妇女发展纲要（2001—2010年）》，确定了妇女与经济、妇女参与决策和管理、妇女与教育、妇女与健康、妇女与法律、妇女与环境六个优先发展领域的主要目标和策略措施。国务院2011年颁布了《中国妇女发展纲要（2011—2020年）》，进一步指出提高妇女生殖健康水平、提高妇女健康意识、增强妇女身体素质的目标。

(二)社区妇女保健的基本任务

1.计划生育技术指导　开展围产期系统管理，降低孕产妇和围生儿的死亡率。做好计划生育技术咨询，让育龄夫妇知情并选择安全有效的节育方法。加强节育手术质量管理，提供安全可靠的计划生育技术服务，防止手术并发症。

2.妇女各特殊时期保健　青春期、围婚期、孕期、产褥期和围绝经期是女性生理、心理发生明显变化的时期。提供科学、专业的指导帮助她们顺利度过特殊时期，同时搞好妇女保健的统计，为开展妇女保健工作提供科学依据。

3.妇女常见病及恶性肿瘤的普查防治　定期对社区妇女进行常见病及恶性肿瘤的普查工作，一般每1~2年普查一次，根据普查结果制定预防及治疗措施，降低发病率，提高治愈率。

4.妇女劳动保护　职业环境中不少因素会影响妇女生殖健康，甚至会间接影响胎儿和婴儿健康。因此要根据《女职工劳动保护规定》等依法做好妇女劳动保护工作。

二、各期妇女的保健

(一)青春期保健

青春期是指从月经初潮至生殖器官逐渐发育成熟的时期，一般13~18岁，在这过程中体魄显著生长，生殖器官发育迅速，第二性征形成，开始出现月经。外生殖器从幼稚型变成成人型，阴阜隆起，大阴唇变肥厚，小阴唇变大且色素沉着，阴道的长度及宽度增加，黏膜增厚，出现皱襞；子宫尤其子宫体增大明显，宫体、宫颈比例为3：2，输卵管变粗，曲度减少，卵巢增大，皮质内有不同发育阶段的卵泡，卵巢表面开始出现凹凸不平。第二性征发育明显，音调变高，乳房丰满而隆起；出现阴毛及腋毛；骨盆横径大于前后径；胸肩部皮下脂肪增多，显现女性特有的体态。月经初潮是青春期开始的一个重要标志。由于卵巢功能尚不完善，初潮后月经周期不规律，经过一段时间逐渐形成规律。女性青春期身体变化很大，而且心理变化也很大，认为自己已成熟，能独立处世，不喜欢别人的管束，但又胆怯、依赖，因此应给予护理关照和心理疏导。

1.合理膳食、均衡营养、养成良好的生活方式　由于生长发育迅速，必须从食物中吸收足够的营养素，保证身体需要。防止节食、吸烟等不良行为对生长发育产生影响。

2.青春期性教育　创造良好的家庭、学校、社会氛围，形成正确的性观念是健康心理的基础。青春期是对性的迷茫时期，也是个体观念形成的关键时期和快速发展期。家长、教师与学生要保持良好的沟通，必要时请专业人员进行心理干预。

3.经期保健与记录　注意休息，防止过劳，保持充足的睡眠，以增强机体抵抗力。避免剧烈的体育运动和重体力劳动。经期身体抵抗力下降，盆腔充血，注意保暖。避免淋雨、涉水、游泳等，夏天不宜喝过多的冷饮等。做好月经周期的记录，通过记录可观察自己月经是否规律，也便于做好经前的准备。如月经没按日期来潮，应当及时就诊。

4.培养学习能力、完善人格　青春期是自我意识完善，独立人格形成的时期。家庭和学校要让青春期少女与社会有适度的接触，逐渐形成良好的道德标准和价值判断体系，顺利完成从自然人到社会人的过渡。

(二)围婚期保健

围婚期是指妇女从生理发育成熟到怀孕前的一段时期。女性一般自18岁左右趋于成熟，此时为卵巢生殖功能与内分泌功能最旺盛时期。在此期间，身体各部分发育成熟，出现周期性的排卵及行经，并具有生育能力。围婚期保健可避免近亲间、传染病病人及患有遗传病的病人之间不适宜的婚配或生育，保证婚配双方及下一代的健康，使婚姻生活美满，减少遗传疾病的延续，从而提高生活质量和人口素质。

1. 配偶的选择 择偶不仅要有感情基础，还要有科学的态度。优生始于择偶，要考虑遗传因素、健康因素和生活方式及其他因素对下一代的影响。选择配偶应考虑的因素：①近亲不相恋：为避免共同的遗传基因影响子代的优生，直系血亲或三代以内的旁系血亲之间不能通婚。《婚姻法》明确规定：直系亲属和三代以内的旁系血亲（三代以内有共同祖先）禁止结婚。②健康状况：夫妻双方的健康是优生的根本条件。有些疾病是不宜结婚后生育的，如遗传性精神病；有些疾病在治愈前是不应结婚的，如肝炎、肾炎、心脏病、活动性肺结核等严重的慢性疾病。③适宜的年龄：建议在20岁后结婚，结婚年龄过早，身心发育尚不够成熟，不能完全理解家庭的概念和责任，对建立家庭后所带来的压力尚缺乏正确的认识和良好的应对能力，容易造成婚姻与家庭的不稳定。

2. 婚前检查 通过了解男女双方的生理条件、个人患病史、家族史及一些全身和专项检查，以确定有无影响结婚和生育的疾病。社区护士要向双方解释婚检结果对结婚、生育的影响。宣传婚检的意义，提高公众对婚检重要性的认识并采取行动。

(1)婚前检查的主要内容：①询问病史：了解男女双方的患病史、近亲婚配史、女方月经史、男方遗精情况、双方家族史，重点询问与遗传有关的病史、生殖器官感染性疾病、精神疾病、智力发育情况等。②体格检查：包括全身一般状态检查、第二性征及生殖器检查。③实验室检查：除了血常规、尿常规、胸透、肝功能和血型外，女性做阴道分泌物检查，找滴虫、真菌，必要时做淋菌涂片检查；男性做精液常规化验，也可做染色体等检查。

(2)婚前检查的注意事项：①未婚女性的检查需取得受检者同意，一般只做直肠腹部双合诊检查。②对男女双方有关性方面的问题应保密。③对已怀孕者应视对象的年龄、健康状况等区别对待。④发现有影响婚育的疾病时，应经过会诊或遗传咨询，根据具体情况进行指导。如发现近亲婚配者或严重智力低下者应禁止结婚；患有严重的遗传性疾病者可以结婚但不宜生育。⑤认真填写婚前检查、记录，妥善保管，做好登记，定期分析。

3. 最佳生育年龄和适宜的受孕时机 指导夫妻双方选择最佳的受孕时期，如适宜年龄、最佳的状态、良好的社会环境等，减少高危妊娠和高危儿的发生，确保优生优育。女性生育年龄在21~29岁为佳，男性生育年龄在23~30岁为好。最佳的受孕时机一般选择在夫妻双方良好的身体状况前提下，怀孕时避免接触对胎儿有害的物质，如一些放射线、化学物质等理化因素。如有接触，应与有害物质隔离一段时间再受孕。例如：服用避孕药物者，应先停服药物，改用工具避孕半年后再受孕为宜。怀孕季节最好为春天时节，因为春天万物更新，男女双方精神饱满，这时的精卵细胞发育较好，有利于胎儿的发育。

4. 计划生育的咨询和指导 在夫妻双方知情选择的前提下，指导夫妻双方采取合适的避孕、节育措施；发放计划生育药具；对已经施行避孕、节育手术和输卵(精)管复通手术的提供相关咨询、随访。

(1)常用的节育技术：①输卵管结扎：针对对象为女性，这是一种比较安全又是永久的节育措施。优点是长效，不影响机体的生理功能，不影响性生活的过程；缺点是有创伤，需医生帮助完成，具一定的不可逆性。②输精管结扎：与输卵管结扎拥有相同的功效和优劣，只是针对男性而已，输精管结扎绝育手术是一种比较简单的手术，结扎输精管后精子向体外运行的通道被切断了。③宫内节育器：是一种放置在子宫内的避孕工具，通常以不锈钢、塑料或硅橡胶等材料制成，一次放置可连续使用 5~10 年，甚至更长时间，避孕有效率较高。其缺点包括月经量增多，经血延长或不规则出血等。宫内节育器必须由医生放置。

（2）常用的避孕技术：①避孕药：药物避孕是一种安全、可靠、经济、实用的避孕措施，一般已婚妇女均可使用。用药前应先询问病史，如果妇女患有严重的心血管疾病、糖尿病、血液病、甲状腺功能亢进、子宫肿瘤、乳房肿块、恶性肿瘤等则不宜使用口服避孕药。月经期间隔时间偏长或 45 岁以上的妇女不宜服药，以避免卵巢功能早衰。另外，决定生育的妇女，应至少在孕前半年停药，改用其他避孕措施。口服紧急避孕药是在没有采取避孕措施的性行为之后的 72 小时之内服用两颗，可防止排卵和受精卵着床，其有效率可达 75%。②皮下埋植剂：是一种安全、可靠的长效避孕剂，一次植入可避孕 5 年。皮下埋植剂是在局部麻醉下，将软管植入手臂皮下，让其缓慢地释放出合成孕酮的一种避孕方法。40 岁以上的妇女不宜使用，因为皮下埋植剂的副作用是月经紊乱，而不少 40 岁以上的妇女已经出现了月经紊乱，两者很容易混淆。③外用避孕工具与外用避孕药：有外用避孕药膜、避孕药膏、避孕栓等，其优点是简便、安全、有效、经济，不影响双方性快感，不干扰内分泌功能。④安全期避孕：也称自然避孕法。女性生理周期中，排卵前后 4~5 日内为易孕期，其余时间不易受孕，为相对安全期。在相对安全期内进行性交而达到避孕的目的，称为安全期避孕法。使用安全期避孕法，应先根据妇女的基础体温测定、宫颈黏液检查或月经规律确定排卵日期。但由于其排卵过程可受情绪、健康状况及外界环境等因素的影响而推迟或提前，还可能发生额外排卵，所以安全期避孕法并不十分可靠。⑤男用避孕套：又称阴茎套，是一种男用的避孕工具。避孕套的避孕有效率较高，只要坚持使用，并掌握正确的使用方法，其避孕有效率可达 93%以上。⑥女用避孕套：由聚氨酯所制成的宽松、柔软的带状物，长 15~17 cm，开口处连接直径 7 cm 的柔韧的"外套"，套内游离直径 6.5 cm 的内环，也具有防止性传播疾病的作用。

（三）孕期保健

孕期保健是社区妇女保健的一项重要工作内容。在妇女孕期对孕妇和胎儿定期产前检查，早期检测出不正常或危险妊娠症状，对孕期的生理心理变化、营养以及各阶段的常见健康问题进行指导识别和有效处理，保证对孕妇的系统管理，保障孕妇和胎儿的健康。

1. 孕期　是指从末次月经的第一天(并不是从同房的那天算起)开始，到分娩结束，其特点是：

（1）孕期血液循环系统的改变：血容量开始增多，到第 32~34 周时达到高峰，血浆容量的增加比红细胞增加得多，使血液稀释，容易出现生理性贫血。孕 7 周白细胞数开始增多。此外，孕妇血液处于高凝状态，心脏也略有增大；心率增加平均水平有 10~15 次/min。

视频：孕期妇女的
保健与护理

（2）孕期消化系统的变化：孕早期会出现食欲改变，喜食咸、酸食物和水果；孕后期肠蠕动减慢，食物在消化道滞留时间延长，容易便秘。

（3）孕期泌尿系统的变化：母体和胎儿代谢产物增多，肾血流量增加，肾功能负担增加；

肾小球滤过增多，肾小管重吸收功能增加不足，排出葡萄糖、氨基酸等，产生糖尿；妊娠期间，体内水分潴留增加，长时间站立或坐位的孕妇，下肢血液循环不畅，出现凹陷性水肿；仅有下肢凹陷性水肿者而血压正常，属生理现象；出现上肢或面部水肿者，应密切注意，排除妊娠高血压综合征。

(4)孕期内分泌系统的变化：雌二醇、黄体酮(孕酮)等激素大量增加，刺激子宫、胎盘、乳腺增长；孕妇体重随妊娠月份而增加，健康孕妇平均增重 12~15 kg，肥胖妇女增重也不应小于 6 kg。

2. 孕妇保健手册(卡)的建立与管理　近年来，我国已普遍实行孕产期保健的三级管理，推广使用《孕产妇保健手册》。一般在孕 13 周前由孕妇居住地的乡镇卫生院、社区卫生服务中心为其建立《孕产妇保健手册》，社区护士应做好孕妇登记，并进行早孕咨询、检查和健康指导，对高危妊娠者进行筛查、监护和重点管理。对流产者应做出标记，到居委会领取下次生育计划指标。建立保健册的主要目的是加强对孕产妇的管理，提高孕产妇疾病的预防质量，降低孕产妇、胎儿和新生儿的发病率、死亡率以及病残儿的出生率。

3. 产前检查　产前检查是监测孕妇和胎儿健康的重要方式，应从确诊为怀孕开始。社区护士应协助并鼓励孕妇进行产前检查，并对孕妇的健康状况做出评估，以尽早发现和处理不正常或危险的妊娠。孕期应至少检查 5 次，一般初查时间在孕 13 周之前，未发现异常者，复查时间为孕 13 周后每 4 周 1 次，孕 28 周后每 2 周 1 次，孕 36 周后每周 1 次。初查与复查的主要内容有所不同：

(1)首次产前检查：一般是在社区或乡镇卫生院建立《孕产妇保健手册》时完成。检查内容包括：询问既往史、家族史、个人史等；观察体态、精神等；并进行一般体检、妇科检查和血常规、尿常规、血型、肝功能、肾功能、乙型肝炎检查，有条件的地区建议进行血糖、阴道分泌物、梅毒血清学试验、HIV 抗体检测等实验室检查。根据检查结果填写第 1 次产前检查记录表，对高危妊娠或可能有妊娠禁忌证或严重并发症的孕妇，及时转诊到上级医疗卫生机构，并在 2 周内随访转诊结果。

(2)复诊产前检查：根据复查时间安排随访，主要针对孕妇的健康状况和胎儿的生长发育情况进行评估和指导。通过询问、观察、一般体格检查、产科检查、实验室检查对孕妇健康和胎儿的生长发育状况进行评估，识别需要转诊的高危重点孕妇，并对其进行重点指导和管埋。

4. 孕期保健　目的是加强母儿监护，预防和减少孕产期并发症，确保孕妇和胎儿在妊娠期间的安全、健康。

(1)孕早期保健：孕早期是胚胎、胎儿分化发育最关键阶段，易受外界因素及孕妇本身疾病影响，从而导致胎儿畸形或流产发生。应尽早到医院确诊，初检筛查高危妊娠，指导营养、饮食、运动，并保证足够睡眠，避免接触有害化学物质、放射线等，包括：①在准备怀孕前三个月至停经后三个月内，做好产前筛查。开始坚持服用叶酸片，停经后三个月内要到医院做孕期检查，建立孕产妇保健手册。②有不良生育史、遗传病家族史、严重内外科疾病史、年龄≥35 岁者，应到医院咨询，做好产前诊断。

(2)孕中期保健：应加强胎儿 B 超监测，监测胎儿生长发育各项指标(双顶径、股骨、胎心及胎盘功能等)。应注意加强营养，适量补充铁、锌、钙以及维生素等营养物质，包括：①定期做产前检查，每 4 周一次。②参加孕妇学校。③衣着宽大舒适，乳房要用宽松的乳罩。

托起，不宜束胸、束腹或穿高跟鞋。④性生活应节制，动作宜轻。有流产、早产史及宫颈松弛症者禁忌性生活。⑤注意口腔卫生，每次用餐后刷牙。⑥预防贫血和缺钙，从孕20周起服用医生指定的铁剂和钙剂。⑦适当户外活动，保证有足够的休息和睡眠，避免进行蹲式活动和攀高，防止冲击腹部。⑧孕妇和丈夫一起对宝宝进行胎教。

（3）孕晚期保健：孕晚期是胎儿发育最快、体重明显增加的阶段，是营养补充的关键时期。适当增加高热量、高蛋白、维生素、矿物质（钙、铁、锌、硒）的食物。监测胎儿、胎盘功能，做好准备选择合适的分娩方式。①产前检查，孕28~36周每两周1次，36周后每周一次。如发现异常情况，应随时去医疗保健机构检查。②保证充足的睡眠，每天8~9小时，采取左侧卧位，以增加子宫的血流量，有利于胎儿生长发育。③注意个人卫生，勤换衣裤，勤洗澡，避免盆浴。④禁止性生活，以免发生早产和感染。⑤每天定时数胎动，每周测量体重。⑥出现以下情况应立即去医院检查：严重头痛、水肿、视力模糊；严重而持续的下腹痛；阴道流血、流水；血压≥140/90 mmHg；胎动减少、消失或异常频繁。

（四）分娩期保健

1. 确定分娩地点　合适的分娩地点可使孕妇获得良好的休息环境，社区护士应在产前根据孕妇的具体情况，指导并协助孕妇选择合适的生产地点，及早了解其情况，并提前做好联系，一旦有分娩先兆，立即做好待产准备。

2. 识别分娩先兆　指导孕妇及其家属正确识别分娩先兆，及时做好就医待产，分娩先兆的症状包括以下几种：

（1）假临产：在分娩发动前，子宫会出现不规律收缩、孕妇自感下腹不规则疼痛，但宫缩强度不加强，常在夜间出现，白天消失。

（2）腹轻感：分娩前两周因胎头下降入盆使孕妇感到上腹舒适，呼吸改善，进食容易，常出现尿频症状。

（3）见红：指在分娩前24~48小时，下腹阵痛开始，阴道有少量血性黏液样的分泌物流出，即见红。见红是分娩即将开始的比较可靠的征象，是由于子宫不规则收缩，使宫颈内口附近的黏膜与此处的子宫壁分离、毛细血管破裂所致。

（4）胎膜破裂或破水：正常情况应在第一产程宫口开大3~4 cm时才出现，若在阵痛之前出现，称为胎膜早破或破水。此时产妇应保持外阴清洁、平卧、尽快就医。

3. 做好分娩准备　进入妊娠晚期，孕妇对即将来临的分娩常会感到恐惧不安，并伴有焦虑感。社区护士应指导孕妇从身体上和精神上做好生产准备，主动向孕妇提供与生产相关的知识和信息，减轻其心理压力；同时由于分娩时体力消耗较大，应指导孕妇保证充足的睡眠时间，但也不必全天卧床休息，可指导其正确进行腹部放松训练、呼吸运动训练，以及使用分散和转移注意力的方法，减轻分娩中的宫缩引起的疼痛感。另外，应指导孕妇准备好分娩时所需的物品，包括医疗证、医保卡、身份证、婴儿用品、产妇用品等，并将所有物品归纳在一起，放在家属知道的地方，为入院分娩做好充分准备。

（五）产褥期保健

产褥期（传统的"坐月子"只是产褥期的前30天）是指胎儿、胎盘娩出后的产妇身体、生殖器官和心理方面调适复原的一段时间，需6~8周，也就是42~56天，其特点是：

视频：产褥期妇女
的保健护理

1. 生命体征 产后的体温多数在正常范围内。若产程延长致过度疲劳时，体温可在产后最初24小时内略升高，一般不超过38℃。不哺乳者于产后3～4天因乳房血管、淋巴管极度充盈也可发热，体温达38.5℃，一般仅持续数小时，最多不超过12小时，体温即下降，不属病态。产后的脉搏略缓慢，每分钟为60～70次，与子宫胎盘循环停止及卧床有关。

2. 恶露 产后随子宫蜕膜(特别是胎盘附着处蜕膜)的脱落，含有血液、坏死蜕膜等组织经阴道排出，称恶露。恶露分为以下几种：

(1)正常恶露：有血腥味，但无臭味，持续4～6周，总量为250～500 mL，个体差异较大。血性恶露约持续3天，逐渐转为浆液恶露，约2周后变为白色恶露，约持续3周干净。上述变化是子宫出血量逐渐减少的结果。若子宫复旧不全或宫腔内残留胎盘、多量胎膜或合并感染时恶露量增多，血性恶露持续时间延长并有臭味。

(2)血性恶露：色鲜红，含大量血液得名。量多，有时有小血块，有少量胎膜及坏死蜕膜组织。

(3)浆液恶露：色淡红，似浆液得名。含少量血液，但有较多的坏死蜕膜组织、宫颈黏液、阴道排液，且有细菌。

(4)白色恶露：黏稠，色泽较白得名。含大量白细胞、坏死蜕膜组织、表皮细胞及细菌等。

3. 产褥期保健的重点 是预防产后出血、感染等并发症的发生，促进产妇产后生理功能的恢复。

(1)室内环境要整洁、安静、舒适，保持空气流通：冬天室内温度应保持在18～22℃，夏天室内温度保持在25～28℃。亲朋好友不宜过多探视，以免造成室内空气混浊，病毒传播，影响母婴健康。

(2)适当活动：提倡产后早期活动，自然分娩的产妇在产后当天即可下床活动，第2天即可开始在床上进行恢复锻炼；剖宫产产妇术后6小时可翻身，活动应循序渐进。产褥期应避免负重、下蹲、提重物及长久站立等动作，以防盆底和子宫脱垂。

(3)个人卫生：保持外阴部清洁，每天温热水清洗外阴两次，经常更换卫生巾；勤换内衣裤及被褥；坚持早晚刷牙，进餐后漱口，保持口腔清洁；饭前便后和喂奶前要洗手；顺产产妇体力恢复后就可洗头、洗澡；剖宫术后2～3天即可洗头，1～2周后伤口愈合即可洗澡；洗头后注意及时将头发吹干。

(4)合理营养：产妇胃肠道消化能力较弱，食欲尚未恢复，所以产后1～2天内以清淡、质软的饮食为主，以后逐渐过渡到正常饮食；主食应多样化，粗细搭配，多吃新鲜蔬菜和水果；重视蛋白质，特别是动物蛋白的摄入，如禽、肉、鱼、蛋等；膳食要搭配得当，不要吃辛辣食物、咖啡及酒，适当控制甜食，以免影响消化及产后发胖；月子里尽量少吃易活血的食物，如桂圆、人参之类，哺乳期间少食含麦芽、易回奶的食物，如麦乳精、麦片等。

(5)乳房护理：保持乳头清洁，每天清水轻轻擦洗乳头和乳晕，切忌用肥皂或酒精擦洗；喂奶时采用舒适的体位，让整个乳头和大部分乳晕含进孩子的嘴中；每次哺乳需两侧乳房交替喂哺，要佩戴合适的乳罩以托起胀大的乳房，改善乳房的血液循环。

(6)性生活和产后检查指导：产褥期应禁止性生活。产后42天母婴应去医院进行检查，产后检查包括产后访视及产后健康检查。产后访视开始于产妇出院后3天内、产后14天和28天，共3次，如有必要可酌情增加访视次数，了解产妇子宫复旧、会阴切口或剖宫产切口愈合情况，检查乳房、母乳喂养情况及孕产妇的饮食、休息、婴儿的健康状况等，及时给予正确指导和处理。健康检查包括全身检查和妇科检查，同时给予计划生育指导，使夫妇双方知情、选择适宜的避孕措施。

（六）哺乳期保健

哺乳期指产妇用自己的乳汁喂养婴儿的时期，纯母乳喂养 6 个月，加辅食后继续母乳喂养到 2 岁。近年来国际上将保护、促进和支持母乳喂养作为妇幼保健工作的重要内容，因此，哺乳期保健的主要目的是促进和支持母乳喂养。

1. 哺乳期评估　①定期访视，评估母亲身心康复情况；指导母亲饮食、休息、清洁卫生及产后适度运动；评估母亲与婴儿关系。②评估母乳喂养及婴儿生长发育情况，重点了解哺乳次数、是否按需哺乳、亲自观察哺乳的姿势、并给予正确指导；以及评估婴儿体重增长、大小便次数及性状、婴儿睡眠、母子情感交流等；改变传统包裹婴儿的方法，采取放开四肢，穿连裤衣衫的新方法，正确喂养婴儿。③评估家庭支持系统，完善家庭功能。

2. 哺乳期保健指导内容　①向孕产妇及家人宣传母乳喂养可促进母婴健康，母乳对母婴的好处。②将母乳喂养的好处及有关问题的处理方法告诉所有的孕妇。③帮助母亲在产后半小时内哺乳。④指导母亲如何喂奶，以及在与婴儿分开的情况下如何保持泌乳。⑤除母乳外，禁止给新生儿喂任何食物和饮料，除非有医学指征。⑥实行母婴同室，使母亲与婴儿一天 24 小时在一起。⑦鼓励按需哺乳。⑧对母乳喂养的婴儿不给橡皮乳头或使用奶头做安慰物。⑨支持促进母乳喂养组织的建立，并将出院的母亲转介给妇幼保健组织。

（七）围绝经期保健

围绝经期旧称更年期，是指妇女 40 岁后出现的从卵巢功能逐渐衰退，生殖器官开始萎缩向衰退过渡的时期，是一个逐步变化的过程。一般发生在 45~55 岁之间，平均持续 4 年。判断绝经的依据为：停经 12 个月且属于绝经年龄。该期妇女将发生一系列生理和心理改变，例如生理改变有泌尿生殖道变薄缩短，心血管系统易发生动脉粥样硬化，出现月经紊乱、骨质疏松、体重增加、潮热、出汗等。心理常有一系列情绪和精神状态的改变，易产生烦躁、焦虑、抑郁、悲观、失落、多疑、唠叨等不稳定情绪。

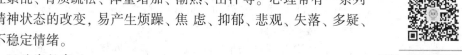

视频：围绝经期妇女的护理

1. 加强健康教育

（1）对围绝经期妇女提供健康教育：社区护士利用家庭访视和与妇女交谈的机会，建立互相信赖的关系，有针对性地给予正确的疏导。通过各种形式的健康教育使其了解到围绝经期是一个正常的生理阶段，正确认识由于卵巢功能衰退而产生的生理、心理变化以及常见症状，认识围绝经期的发生与过程，做好自我调节。同时加强对常见病早期症状的识别，普及防治知识，适应面临的各种生理、心理变化及一些生活事件，解除不必要的顾虑。

（2）对家属提供健康教育：社区护士应让围绝经期妇女家属也具备有关围绝经期的知识，使其了解女性围绝经期内分泌改变带来的不适，谅解其出现急躁、发怒、焦虑、忧郁等消极情绪，避免发生冲突，并提供精神心理支持。

2. 提倡科学健康的生活方式　如注意合理营养、养成良好的饮食习惯，参加力所能及的体力和脑力劳动、坚持适当的体育锻炼及娱乐活动，保持工作生活规律有序、劳逸结合，注意个人卫生和性生活卫生，保持皮肤及外阴的清洁，预防泌尿生殖道感染，培养良好的生活行为习惯。

3. 营养与饮食健康　围绝经期妇女应控制热能摄入，限制高脂肪、高胆固醇食物；多食水果、蔬菜以及富含钙、维生素 D 和蛋白质的食物，适量补充钙剂；每天食盐控制在 3~5 g；注意补充消除围绝经期症状需要摄取的营养素。

4. 指导正确用药　围绝经期妇女补充雌激素是针对病因的预防性措施，因此做好激素类药物治疗的护理十分重要。社区护士要让围绝经期妇女了解用药目的、药物剂量、用法及可能出现的副作用。对长期使用雌激素治疗者进行监督，并及时调节用药以寻求适于个体的最佳用量，以防不良反应发生。

5. 避孕指导　该期妇女仍有可能排卵，必须坚持避孕。首选屏障避孕如安全套、外用避孕药膜等，对已放置宫内节育器者可继续使用，于绝经后 1 年取出，45 岁以后禁用或慎用口服避孕药。

6. 预防围绝经期妇女常见疾病　针对围绝经期妇女易并发泌尿生殖系统、心血管系统、骨骼系统等多种疾病，也是女性常见恶性肿瘤的好发时期，应定期体检，每年至少一次妇科检查，有选择地进行宫颈细胞学检查、超声检查及血、尿或内分泌检查等，以便早期发现疾病和肿瘤。应学会自我监测如自查乳房，至少每月一次，如发现肿块，应及时就诊。定期测量体重，超过标准体重时应注意合理饮食、增加运动量，不明原因的消瘦亦应引起重视。

◈ 三、妇女常见健康问题及保健指导

(一)少女妊娠

少女妊娠是指 10~19 岁的女性，身心各方面尚未完全发育成熟而妊娠。少女妊娠严重影响少女自身的身心健康和子代健康，同时也影响家庭生活，增加家庭负担、社会救助和公共医疗卫生负担。

1. 影响因素　导致少女妊娠的因素主要有以下几方面：

(1)个人因素：少女初潮及性成熟年龄提前，而心理社会年龄趋于"晚熟"。此外，性知识缺乏，个人约束能力差，好奇心强也是少女妊娠的原因。

(2)家庭因素：父母对子女关心不够，启发教育缺乏，家庭性暴力及性虐待。

(3)社会因素：开展性健康教育少，提供的服务欠缺。不少青少年缺少必要的性卫生知识，对性问题的认识存在误区。加之，发达地区外来文化产品的大量涌入，西方价值观及意识形态的不断传播；落后地区社会环境动荡，女性歧视严重等。

2. 保健指导

(1)加强青春期性教育：让少女了解男女生殖器官生理解剖知识、青春期发育过程、性生理卫生知识、性心理卫生知识、性传播疾病及其预防、如何避孕等，降低少女妊娠的发生；树立青春期少女性道德和自我保护意识，加强自我约束和自我教育，锻炼自制能力。

(2)提供心理咨询和医疗支持：①建立专业的少女妊娠心理咨询机构，开展有针对性的疏导。②对家庭成员进行心理辅导，防止家庭来源的伤害。③需终止妊娠者，应由正规医院的医生实施手术。整个手术过程医护人员应多关心体贴少女及其家属。④严格要求心理咨询人员和医护人员保护少女的隐私权，避免医源性刺激。

(3)做好心理治疗及社会关怀：对有心理障碍者，应及早心理干预。避免对妊娠少女的

过分攻击和指责，保障其将来享有平等的教育、就业和婚育权利。

(二) 痛经

痛经是指行经前后或月经期出现下腹部疼痛、坠胀伴有腰酸或其他不适，影响工作和生活质量。生殖器无器质性病变者称原发性痛经；生殖器有明显病变者，如子宫内膜异位症、盆腔炎，称继发性痛经。原发性痛经多见于青春期少女，常在初潮后、排卵周期建立前出现。

1. 影响因素

(1)精神因素：如紧张、忧郁、情绪波动、过度衰弱或过度敏感者易患痛经。

(2)子宫因素：子宫过度屈曲，宫颈管狭窄，经血流通不畅或因子宫内膜整块剥脱，子宫加强收缩促使其排出，引起疼痛。子宫发育不良，收缩不协调致子宫肌缺血，发生痛经。

(3)内分泌因素：原发性痛经的发生主要与月经时子宫内膜前列腺素含量增高有关。前列腺素释放量多，使子宫肌痉挛收缩而致疼痛。前列腺素也致肠胃平滑肌收缩，产生恶心、呕吐、腹泻等症状。

2. 保健指导

(1)健康教育：注意经期清洁卫生，禁止性生活。注意合理休息和充足睡眠，规律而适度锻炼，戒烟戒酒。

(2)心理指导：关心理解痛经者。讲解有关痛经的生理知识，让病人放松，保持愉快的心情，消除紧张焦虑情绪。

(3)缓解疼痛：腹部热敷和进食热饮料，如热汤或热茶。疼痛难忍时，遵医嘱口服前列腺素合成酶抑制剂。月经来潮即开始服用药物效果佳，连服 2~3 日。常用药物有布洛芬、酮洛芬、甲氯酚那酸、双氯芬酸、甲酚那酸、萘普生。布洛芬 200~400 mg，每日 3~4 次，或酮洛芬 50 mg，每日 3 次。

(三) 妊娠期高血压疾病

妊娠期高血压疾病是妊娠与血压升高并存的一组疾病，包括妊娠期高血压、子痫前期、子痫，以及慢性高血压并发子痫前期和慢性高血压合并妊娠。妊娠期高血压疾病严重影响母婴健康，是孕产妇和围生儿病死率升高的主要原因。

1. 高危因素　孕妇年龄≥40 岁，子痫前期病史，高血压、慢性肾炎、糖尿病，抗磷脂抗体阳性，初次产检时 BMI≥35 kg/m²，子痫前期家族史(母亲或姐妹)，本次妊娠为多胎妊娠、首次怀孕、妊娠间隔时间≥10 年及孕早期收缩压≥130 mmHg 或舒张压≥80 mmHg 等。

2. 保健指导

(1)产前保健指导：适度锻炼、合理休息、左侧卧位；合理饮食、不建议严格控制盐摄入、不建议肥胖孕妇热量的限制；低钙饮食的孕妇建议补钙，口服 1 g/d；高凝倾向的孕妇每日睡前口服低剂量阿司匹林(25~75 g/d)直至分娩。

(2)产时保健指导：保持环境安全、安静、舒适、温馨，严密观察产程进展。①第一产程，让产妇多休息，密切监测血压、呼吸、尿量、胎心及子宫收缩情况，重视产妇主诉；②第二产程，避免产妇过度屏气用力，做好接产与会阴切开、手术助产准备，协助医生手术助产，尽量缩短第二产程，做好新生儿窒息抢救准备；③第三产程，在胎儿前肩娩出后立即注射缩宫素，禁用麦角新碱；及时娩出胎盘并按摩宫底，严密监测宫缩和血压情况，预防产后出血。

(3)产后保健指导：休息环境保持舒适、安静，减少探视和陪护。产后 24~48 小时应注意预防产后子痫的发生，严密监测血压和蛋白尿，如血压≥160/110 mmHg 应继续降压治疗。大量硫酸镁治疗的病人易发生宫缩乏力性产后出血，注意观察子宫复旧情况和阴道流血量，防止产后出血。哺乳期应按医嘱服用降压药物。

（四）产后抑郁症

产后抑郁症（PPD）是指产妇在分娩后出现的抑郁症状，是产褥期非精神病性精神综合征中最常见的一种类型。一般产后 4 周内第一次发病（既往无精神障碍史），症状类似普通抑郁，表现为抑郁、悲伤、沮丧、哭泣、易激惹、烦躁，重者出现幻觉或自杀等一系列症状为特征的精神紊乱。产后抑郁症不仅影响产妇的生活质量、社会功能状态和母婴联结，也影响婴幼儿的情绪、认知、行为发育。

1. 影响因素　PPD 的发生原因尚不清楚。大量研究表明 PPD 是多因素的相互作用结果。

（1）生物因素：分娩后，产妇下丘脑-垂体-性腺系统分泌失调、激素分泌紊乱以及神经递质含量的变化可能与产后抑郁症的发生存在一定关联。

（2）遗传因素：有精神病家族史，特别是有家族抑郁症病史的产妇发病率高。既往抑郁病史亦是产后抑郁症的危险因素。

（3）社会因素：围产期间发生的负性生活事件，如失业、离婚、丧亲、家庭矛盾冲突、经济条件差、居住环境恶劣、缺少支持系统（特别是缺乏来自丈夫与长辈的支持与帮助），是产后抑郁较强的预测因素。

（4）心理因素：产妇具有敏感（神经质）、自我为中心、情绪不稳定、社交能力不良、好强求全、固执、内向性格等个性特征，容易产生产后心理障碍。此外，对母亲角色有认同缺陷的产妇、孕期情绪压力大、高度焦虑的产妇等容易发生产后抑郁症。

（5）产科因素：非计划怀孕、流产、妊娠并发症、难产、滞产、手术产等增加了产后抑郁症发生的风险。

2. 保健指导

（1）产前进行妊娠、分娩相关知识的健康教育，减轻孕产妇对妊娠、分娩的紧张、恐惧心理。

（2）对有精神病家族史、抑郁史的产妇，定期观察，多关心，避免不良刺激；对有不良妊娠史（畸形）、分娩史（难产、死产）的产妇，多鼓励，增加其自信心。

（3）提倡自然分娩，尽量减少无明显指征剖宫产。对待产妇，护士要有爱心和耐心，尤其是对产程长、精神压力大的产妇；实施无痛分娩和导乐陪伴分娩以减轻病人的痛苦和紧张情绪。

（4）帮助产妇适应母亲角色的转换：指导产妇母乳喂养、多与婴儿交流、接触，多参与婴儿的照顾、沐浴等。鼓励其丈夫及家庭成员多给予产妇情感上、物质上的支持，多照顾和陪伴产妇与婴儿。注意安全保护，合理安排产妇的生活和居住环境，防止暴力行为发生。

（5）药物治疗：尽量选用毒副作用小，特别是不能通过乳汁排泄的抗抑郁药。临床常使用选择性 5-羟色胺再摄取抑制，如氟西汀、帕罗西汀、舍曲林。

（五）围绝经期情绪失调

围绝经期情绪失调是指发生在围绝经期的一系列精神、心理和行为障碍，包括情绪抑郁、对周围事物失去兴趣、食欲增加或下降、性欲低下、失眠或嗜睡、烦躁、易激惹、疲乏等。

围绝经期情绪失调严重影响妇女的身心健康，因此，社区护士应加强此期妇女的保健指导。

1. 影响因素

(1)雌激素低下：雌激素在围绝经期妇女情绪障碍的发生中起一定作用。当妇女雌激素水平低下时，容易出现抑郁等情绪障碍。

(2)神经递质改变：多巴胺和去甲肾上腺素的合成与代谢的变化对围绝经期妇女的精神和情绪有一定影响。

(3)遗传因素：精神障碍的发生与个人性格特征、家庭遗传等因素有关。

(4)社会因素：婚姻状况、家庭收入、文化水平、工作情况、意外事故等因素与围绝经期情绪失调有关。一般情况下，夫妻感情不和、子女离家独立、家庭收入低、文化水平高、工作压力大、失业、意外事故等情况，妇女抑郁症发病率高。

2. 保健指导

(1)社会支持：提高全社会和家庭成员对妇女围绝经期生理的认识，理解和关爱，足够的社会支持能缓冲各种生活事件对妇女心理健康的不良影响。此外，多开展社区活动，鼓励妇女多参与，使其树立积极乐观的人生态度。

(2)心理咨询与治疗：积极开展心理咨询，使妇女认识围绝经期生理过程，提高心理健康水平。采用认知行为疗法和人际心理治疗，使其正确认识围绝经期的各种变化，正确处理生活中遇到的各种问题，多与人沟通，去除心理压力，恢复心理平衡。

(3)雌激素补充：雌激素的补充治疗对围绝经期妇女精神障碍的治疗效果显著，适当的雌激素替代疗法可以改善围绝经期妇女的精神障碍症状，提高记忆力。

(4)药物治疗：在医生的指导下用药。对轻度精神障碍可用地西泮、氯氮等药物辅助睡眠，谷维素调节自主神经；症状明显的抑郁症病人可用盐酸帕罗西汀、氟西汀、盐酸米安舍林等治疗。焦虑伴抑郁者可用多虑平、阿米替林等三环类药物治疗。

(六)绝经后尿失禁

尿失禁是指由于膀胱括约肌损伤或神经功能障碍而丧失排尿自控能力，使尿液不自主地流出。是绝经后妇女的一种常见问题，发病率为5%~43%。主要是由于各种原因引起盆底肌肉筋膜组织松弛，膀胱和尿道解剖位置改变及尿道阻力降低，膀胱出口功能异常，导致当腹压增加超过尿道控制能力时发生漏尿。其特点是正常状态下无溢尿，而在腹压突然增高时，尿液流出。

1. 影响因素

(1)雌激素因素：雌激素降低引起盆底组织张力下降、尿道的正常位置改变、关闭压力不足，使绝经妇女发生尿失禁的危险增加。

(2)创伤因素：产伤，包括分娩损伤、多产；盆腔手术等。

(3)疾病因素：患有慢性呼吸及神经系统疾病，顽固性便秘等。

(4)生活习惯：长期负重、高强度体育运动等。

2. 保健指导

(1)锻炼身体：体育锻炼可以增强老年人的体质，使肌力增高。

(2)控制液体摄入量，调整排尿习惯。

(3)盆底肌肉锻炼：积极进行肛提肌锻炼，以加强盆底肌肉的支持力。每天进行肛门和阴道收缩运动，每日3次，每次15分钟，4~6周为一疗程。

（4）药物治疗：治疗慢性咳嗽、糖尿病、急性泌尿系统感染等疾病。抗胆碱药合并局部应用雌激素治疗。

（5）手术治疗：对于单纯压迫性尿失禁，选择外科手术。括约肌障碍引起的尿失禁药物治疗无效时，可选择手术治疗。

第三节　社区中年人保健

中年人是人一生中的黄金时代，是社会的中坚力量，现代社会的激烈竞争和快节奏生活方式，使得中年一代身心压力过大。同时，中年人又是家庭的砥柱，担负着社会和家庭的双重责任。因此，关爱中年人的健康，做好中年人的预防保健是当前非常紧迫的社会问题。中年人应了解这个时期的生理、心理和社会特点，懂得如何保健，预防疾病、学会应对压力的技巧。

一、概述

1. 社区中年人保健的定义　1991 年 WHO 提出中年人的标准是：44 岁以下为青年人，45~59 岁为中年人。在发达国家中年人的年龄界限为 45~64 岁。我国根据民族、地域、社会状况、人的身体状况及人口年龄构成现状划分了年龄界限，将中年期定为 35~59 岁。社区中年人保健是以维护和促进中年人健康为目的，预防为主，以保健为中心，以基层为重点，以社区中年人为对象，防治结合，开展以中年人健康为核心的保健工作。

2. 社区中年人保健的基本任务　社区中年人保健工作要以保健为中心，提高管理水平、工作质量和社会效益，以保障社区中年人的健康。在现阶段，社区中年人保健工作的基本任务有：

（1）实行中年人健康管理：普及中年人生理、心理保健知识，实行系统管理，防治并发症，在中年人中推广健康体检。

（2）常见病、多发病的普查普治：定期进行社区中年人常见病、多发病的普查普治，调查分析发病原因，制订预防保健措施，降低发病率，提高治愈率。

（3）开展保健咨询：开展中年人保健咨询工作，帮助中年人正确认识和对待本身的生理性或病理性问题，促进身心健康发展。

（4）开展健康教育：指导中年人形成良好的生活行为（不抽烟、不酗酒等）、卫生行为和性行为。

二、中年人的特点

1. 中年人的生理特点　中年人的生理功能处于稳定而健全的时期，同时也逐渐开始衰退。

（1）心血管系统：人的心血管活动具有显著的年龄特征。中年人心血管系统功能逐渐减退，心肌收缩力下降，中年人体重增加需要心脏输出更多的血液来满足机体组织的需要，导致血管收缩、心脏超负荷工作，易患高血压病。此外，高血压和高血脂与冠心病、脑血管病的发生有密切关系。过重的体力负荷或高度的精神紧张，易致冠状动脉供血不足，可能出现心律失常甚至猝死。

(2)呼吸系统：中年人呼吸功能逐渐减退，易患慢性支气管炎、支气管扩张、肺气肿等慢性阻塞性肺部疾患，能胜任的劳动强度也下降。

(3)消化系统：中年人的消化功能和代谢功能逐渐减退。如果饮食不合理，便容易产生消化系统肝、胆、胰、胃的各种疾患。中年人的热量需要和基础代谢率逐渐降低，活动量也相对减少，如果营养过剩引起肥胖，则容易诱发心血管疾病及糖尿病。

(4)泌尿生殖系统：中年人的泌尿生殖功能也随年龄的增加而降低。可出现夜尿增多、肾功能不全、尿急、尿道感染等。女性于45~50岁时因卵巢开始萎缩而出现围绝经期的表现。此后，月经完全停止，生育能力丧失。男性40岁以后睾丸功能开始减退，生殖能力相应下降。在55~65岁时可出现男性更年期的表现，但症状较轻，发生率较低。

(5)神经系统：中年人逐渐发生脑组织的退行性变化，可有脑萎缩和脑动脉硬化。由于脑组织的退行性变化，神经传导减慢，中枢抑制过程逐渐减弱，因此中年人的睡眠时间逐渐减少并且易醒，可出现头晕、头痛、健忘等症状。中年后期，虽然记忆力逐渐下降，但理解力显著增强。

(6)运动系统：由于骨质疏松和骨的脆性增加，使中年人易发生骨折。骨质增生和骨质的退行性变，使中年人易发生颈椎病和椎间盘突出等骨关节病。由于骨关节弹性降低，使中年人易发生关节扭伤、关节僵硬。骨骼肌收缩能力降低，使中年人易发生肌肉疲劳，应激能力下降。运动功能逐渐减弱。

(7)大脑与神经系统：脑是人类的思维中心，脑组织发育比较早，20~30岁时重量已达到一生的最高峰，人到中年就开始衰退，表现出记忆力下降。这是因为脑组织各种营养的含量及运输功能下降，脑组织代谢物增多，脑萎缩所致。人的神经系统调节着全身的功能活动，对整体功能起着决定性影响。

(8)其他感官：中年人的眼、耳、鼻及皮肤均发生退行性变化，随着年龄增长逐渐走向衰老，视力在40岁以后逐渐减退，听力、嗅觉在50岁以后开始下降，触觉、痛觉的敏感性在55岁以后降低。中年人易出现远视眼、眼压增高和青光眼、老年性白内障。

2.中年人的心理特点　人到中年，心理方面可表现出不同的特点，主要是因为中年人处于社会、家庭、工作、生活的多重压力下，再加上身体功能的逐渐衰退，使中年人常常感到力不从心，严重影响了中年人的心理健康，容易出现心理健康问题。

(1)中年早期：中年早期是指35~45岁这个年龄人群，这时生理发育成熟，知识与实践积累丰富，进入事业成熟阶段，并承担着重担。由于长期地超负荷工作，精神紧张，使中年人常处于一种焦虑、烦躁、紧张、恐惧及忧郁的状态，容易出现压力疲劳：①疲乏无力，睡眠差。②工作生活缺乏动力，效率低，容易出错。③人际关系冷淡。④感情容易冲动并敏感，对不顺心的小事容易产生极端的情绪。⑤易产生视力疲劳，视力迟钝，全身感觉不舒服，有眩晕、头痛、背酸、食欲差等症状。⑥心理上的悲伤、委屈、苦闷、烦恼等精神痛苦。

(2)中年中期：45岁以后，进入中年中期，这时社会实践能力增强，成为业务骨干，事业心责任感强，以往的急躁心理随着年龄的增长变得缓和，学会总结经验和教训，但是，这个阶段还是对家中任何事情都不放心，长期的精神心理压力或精神创伤易致神经症的发生：

①神经衰弱的症状，如失眠、头晕、头痛、注意力不集中、记忆力下降。②自主神经功能障碍的症状，如心悸、多汗、潮热等。③情绪反应，如情绪不稳、易激惹、烦躁、焦虑等。

（3）中年后期：50岁以后生理功能开始衰退，心理上的上进欲望开始下降，在自己的意见被否定后，易出现多疑或不满的心理，在人际关系上出现挫折而增加心理负担，有时候会出现抑郁症：表现为精神紧张、焦虑，自感全身不适，睡眠差，自责、愁眉苦脸、坐卧不安等；并伴随自主神经功能紊乱的症状。

◇ 三、中年人的保健内容和护理

1. 心理保健措施

（1）面对现实，量力而行：中年是向老年过渡的时期，在生理、心理、运动能力上表现为逐步衰退，中年人的生活工作目标应务实恰当，尽量适应生活中的各种变化，保持进取、乐观的人生态度。量力而行，制订合理的目标，如果目标过高，脱离现实，好高骛远，必定难以实现，会使人沮丧，削弱自信；而目标过低，缺乏压力，难以实现自我价值，会使人丧失斗志，自我贬低。

（2）乐观开朗，控制情感：中年人应保持良好心态，生活工作积极进取，不为挫折阻挡。人到中年，心理已经成熟，性格也已定型，但仍有一定的可塑性。中年人应保持积极的心态，学会疏导不良情绪；重视自身心理素养的不断提高，建立和谐人际关系，以积极、豁达的胸怀面对各种现实状况的改变，尽快适应社会角色的转变；主动参与社会活动，注意接受新知识和新事物，保持心理上的年轻、乐观、开朗和积极。在理智与情感有冲突时，要善于做到通情达理、顺理适情、知情人理，学会调节情理之间的平衡，保持良好的心理状态，做到知足常乐，就能保持心理健康。

（3）科学用脑，劳逸结合：大脑是人的思维器官，善于用脑，合理用脑会促进大脑思维灵活，但是如果过度用脑易致疲劳。中年人终日辛劳，应注意劳逸有度，以保持旺盛精力。工作之余，应合理安排时间，进行有益健康的兴趣爱好活动，以避免持续紧张或过劳。

（4）应对压力，保健心理：长期持续的压力可使人的血压升高，机体免疫力低下。而适度的压力可成为促进人成长和发展的动力。中年人承受着许多的压力，应学会正确积极应对压力，放慢生活的步调，或改变生活方式，通过轻松的户外活动或自己感兴趣的特殊技艺来减缓压力、舒展身心，防止身心疾病。

2. 合理营养，平衡膳食

（1）原则：食物多样、避免发胖；多吃蔬果、少吃肥肉；清淡少盐、控制三高；戒烟限酒、三餐合理。

（2）中年人的营养需求：一般来说，一个中年人约需碳水化合物400~600 g/d，蛋白质1.5 g/(kg·d)，脂肪0.5~1.0 g/(kg·d)，食盐5~10 g/d，水2000~3000 mL/d。①适当的热量摄取：热量的摄取主要取决于性别、年龄、身高和体力活动强度。中年人由于代谢的降低及活动量的减少，热量的摄入也应相应地减少。以25岁时的热量供应为标准，热量的摄入到40~50岁时应逐渐减少6%左右。②控制脂肪的摄取：限制脂肪的摄取是预防心脑血管病的关键，饮食性高脂血症是由于脂肪和胆固醇摄取过多所致。中年人脂肪的摄取应占总热量的20%~25%，动物性脂肪与植物性脂肪摄入之比应为1:2~1:1。除鱼类以外，应避免其他动物性脂肪的过多摄取。应注意控制胆固醇的摄入量，一般每天吃一个鸡蛋就可以维持胆固醇的正常需要量。③限制食盐的摄取：食盐摄取量与高血压发病有密切关系，一般的中年人限制在 5~6 g/d，有高血压家族史的人，最好限制在 2 g 左右。在排汗较多的情况下，应该适当补充盐分。④注意锌的摄入：微量元素锌有利于恢复中年男子的性功能，含锌较多的食物有小麦、黄豆、大白菜、牛奶、核桃、栗子等。

3. 坚持体育锻炼

(1)中年人体育锻炼的原则：中年人应坚持以有氧运动为主，运动时应注意：①逐渐增加运动量，速度和力量要适宜。②避免运动过量，以不感到疲倦为宜。③若体重过重，且有心血管疾病的家族史或是久坐的工作，应经过健康检查后，根据运动处方来进行锻炼。

(2)几种常用的锻炼方法：①步行：步行是最基本和简单有效的运动，可以松弛身心，消除疲劳，加强血液循环，增强消化功能，延缓退化。②跑步：持久性长跑运动，特别适合中年人。跑步对提高心肺功能和加强胆固醇代谢有显著效果，是防治冠心病、高血压病的有效手段之一。慢跑的频率一般在 90~100 步/min 以内，快跑则在 120~130 步/min 以上。跑步持续时间以 10~15 min/d 为宜，以后可逐渐增加到 30~60 min/d。跑步距离开始时可为 1~2 km，以后逐渐增加到 5 km、10 km，甚至更长，直到有轻度疲劳感为止。跑步的强度以没有气喘过急和心悸、头晕、恶心等不良反应为准。③太极拳：太极拳的动作柔缓均匀，连贯圆活，是全身性运动。练拳时，动作以意念为导引，使大脑皮质在安详中全神贯注，有助于防治神经衰弱和高血压，特别适合有慢性疾患的中年人。适合中年人的运动项目还有很多，如游泳、划船、溜冰、滑雪、球类运动、爬山、远足旅行、跳舞等都是很好的休闲锻炼的方法。

4. 戒烟限酒　吸烟与酗酒是不良生活方式之一，而中年人是吸烟与过量饮酒的主要人群。社区护士在指导戒烟时，可从吸烟的危害着手进行健康教育，使其产生并逐渐强化戒烟动机，自觉从少吸到不吸，并动员其家人进行帮助、监督和鼓励，不断增强其信心，直到巩固、成功。此外，社区护士还要提醒中年人，过度饮酒会造成对身体肝、肾、心血管等不利影响。尤其是肝脏，容易引起酒精性肝硬化。

5. 重视健康检查　人到中年可谓"多事之秋"，心脑血管疾病、糖尿病等均易发生。专家指出，中年保健养生关键在"早"，早防病、早发现、早治疗。更重要的是每年一次的常规体检，比如测量血压、血常规、血糖、血脂监测、B 超检查，以及甲胎蛋白检查等防癌筛查。

(1)中年人定期健康检查的主要项目：应包括血压测量、眼底检查、血脂检测、尿液化验、心电图、胸部 X 线透视、腹部 B 超、大便潜血检查、肛门指检、防癌检查等。中年女性还应做妇科检查。

(2)中年人自我健康检查须警惕的疾病信号：中年人应当学会对自身健康状况进行监护，及早发现身体状况变化的各种信号，并做出自我评价和判断，掌握最佳治疗时机。此外，原因不明的疼痛、突然消瘦、长期低热、无原因的出血、突然改变的自我感觉、心脉异常等都是应予重视的异常信号。中年妇女应每月自我检查乳房一次，可早期发现可疑肿块。

6. 合理安排工作和休息

(1)避免工作疲劳：工作疲劳是由于长期处于工作状态所致，常见于长时间加班、休息日连续工作等。此外，高噪声作业、机械单一的重复劳动、长时间处于不良体位、强度过大、责任过重以及工作中人际关系紧张等都是工作疲劳的原因。社区护士应对中年人进行工作保健指导。

（2）合理休息睡眠：人体通过睡眠可以消除机体疲劳，调整生理功能，恢复精力和体力。睡眠姿势以主动右侧卧位为好，即"卧如弓"，有利于循环与呼吸，全身放松，易于入睡。社区护士还应指导中年人养成良好的睡眠习惯；定时起居，早睡早起，睡前 1 小时左右停止脑力和体力活动，避免饮用浓茶、咖啡和兴奋性药物，保持平静安宁的情绪。还应根据条件，安排一个安全、舒适的休息环境。

7. 注意更年期保健　无论男女，在中年后期都会进入更年期。女性围绝经期综合征的表现比较明显，男性相对较轻。

（1）妇女围绝经期：见本章第二节相关内容。

（2）男性更年期：男性一般在 55~65 岁之间进入更年期，大多数人没有不适感。部分人可出现综合症状，表现为体力精力不足、思维能力和记忆力减退；对事物缺乏兴趣；还可能出现失眠多梦、抑郁孤僻、不爱活动、容易发怒等症状。男子到了更年期应加强自我保健，控制情绪波动，保持乐观，避免过劳。做到起居、饮食有规律，多从事一些自己感兴趣的有益活动，争取家人的关怀。经过一段时间症状大多会逐渐减轻或消失，也可在医生指导下服用一些药物做调理。

第四节　社区老年人保健

一、概述

（一）社区老年人的概念

WHO 提出的新标准是：60~74 岁为年轻老年人，75~89 岁为老老年人，90 岁以上为长寿老人或非常老的老年人。联合国对老年人的划分标准是：发达国家 65 岁以上者、发展中国家 60 岁以上者。我国划分老年期的标准是：60~69 岁为低龄老人，70~79 岁为中龄老人，80~89 岁为高龄老人，90~99 岁为长寿老人，100 岁以上者为百岁老人。

二、老年人的特点

视频：社区老年人的
保健与护理

（一）老年人的生理特点

1. 体表特点　老年人随着年龄增长逐渐出现须发变白，脱落稀疏；皮下脂肪和弹力纤维减少，皮肤变薄、松弛，失去光泽；皱纹加深，眼睑下垂，眼球凹陷；皮肤色素沉着；牙龈萎缩；关节活动不灵活；体重减轻。

2. 各系统功能变化

（1）心血管系统：随着年龄增大，血管壁弹性纤维减少，胶原纤维增多，动脉粥样硬化程度逐渐加重。心脏的改变可有四个特点：①心房增大；②心室容积减少；③瓣环扩大；④瓣尖增厚。老年人的心脏功能、血管功能、心血管活动调节功能都有所减退。

（2）泌尿生殖系统：随着年龄增大，肾血管硬化，肾血流量减少，肾小球滤过率下降，肾小管的浓缩与稀释功能减退；膀胱括约肌收缩无力、膀胱容积变小。因而老年人常出现尿液稀释、尿频或尿失禁现象。老年女性的子宫、卵巢萎缩，阴道的湿润性、弹性及酸性降低，易致感染；老年男性由于睾丸萎缩及纤维化，前列腺增生，常出现排尿困难或尿潴留。此外，性激素分泌减少，性功能减退。

(3)神经系统与感官：老年人大脑体积缩小，脑沟增大，脑膜增厚。神经细胞和神经递质减少。因而易出现自主神经功能紊乱，记忆力减退，注意力不集中，甚至发生老年性精神症状和老年性痴呆。老年人视力下降，视野缩小，出现老花眼；眼底血管硬化、视网膜变薄，晶体浑浊，易患白内障、青光眼等眼科疾病。

(4)感觉器官功能：听力下降、味觉迟钝，这些都会给老年人的生活和社交活动带来诸多不便。例如，由于听力下降，容易误听、误解他人谈话的意义，出现敏感、猜疑甚或有心因性偏执观念。

(5)消化系统：老年人唾液、胃液分泌减少，胃酸不足而导致食欲减退。肝代偿功能降低，胆汁、胰液分泌减少，对脂肪的消化能力明显减退；老年人胃肠活动减弱，排空时间延缓，小肠吸收功能减退，肛门括约肌松弛，故易发生消化不良、便秘、大便失禁等。

(6)呼吸系统：老年人呼吸功能减退；肺的弹性降低、肺活量减少、残气量增多；气管黏膜纤毛运动减少，气管分泌物不易排出，易发生肺部感染。

(7)内分泌系统：老年人脑垂体重量减轻，激素合成与代谢都发生变化；甲状腺重量减轻，激素分泌与摄碘量都减少，甲状旁腺素及降钙素下降，基础代谢率降低；胰岛功能减退、胰岛素分泌减少，易患老年性糖尿病。

(8)运动系统：老年人脊柱缩短、椎间盘变薄，故身高变矮；骨质疏松或骨质增生、骨密度减小、骨脆性增加，易发生骨质疏松症、骨刺、骨折及骨软；由于骨骼肌萎缩，肌力减退，使功能减退而加速废用；韧带与肌腱变硬、僵直，易发生撕裂；关节腔变窄，滑膜变薄，活动范围缩小，易出现软骨损伤。

(9)免疫系统：老年人的免疫系统功能逐渐减退，免疫监护系统失调，防御能力低下。老年人胸腺萎缩，细胞免疫效应减弱。

(二)老年人的心理特点

1.寂寞孤独　老年人刚离开曾经工作过的岗位回到家里，非常不适应，子女早出晚归，自己独居空房。久而久之便会产生孤独、空虚，甚至被冷落被抛弃的心理。

2.怀念心理　老年人普遍有怀旧心理，他们常常留恋过去的某些日子，留恋家里的旧物品，怀念已故的友人。面对失去工作、朋友和配偶，失去以往的权力和能力，回忆自己的一生，怀旧心理越来越强烈。坚持己见的心理倾向逐渐增强，变得保守固执。

3.忧愁多疑　老年人身体状况较差，易患病，子女们忙于工作或小家庭，难以精心照料老年人，使患病身体和不良情绪互为影响，加重身心不适，易于忧愁。同时由于老年人自控能力逐日降低，遇事急躁，听力下降，常出现曲解或误会别人谈话意思，易多疑影响心理平衡。

4.自卑焦虑　老年人对子女不放心，过分牵挂。总让子女照着自己的要求去做，当得不到晚辈理解和支持时，容易自卑、焦虑。

5.性需求心理　老年人由于受到传统观念的影响，性需求心理压抑，尤其是丧偶老年人。性爱能帮助老年人排除寂寞、自卑感和压抑心理，增强自信心，有益于心态平衡，促进健康。因此子女应支持丧偶老年人重新选择配偶。

(三)生活事件变化特点

1. 丧偶　老年人婚姻状况与健康状况关系密切，有人统计，在失去配偶的老年人群中，在两年内相继死去的人数，高于夫妇都存在者死亡数的 7 倍。

2. 再婚　老年人婚姻状况存在着丧偶率高、配偶率低的现象。老年人再婚的阻力，有的来自社会舆论，有的来自子女不理解、不支持。

3. 丧失子女　晚年丧失子女是人生最大的不幸，这不仅基于父母和子女间的感情，还涉及老年人日后赡养及善后问题。

4. 经济困难　经济收入低下严重影响老年人的营养状况、生活条件、医疗保健等，从而影响身体健康。

(四)老年人患病特点

1. 起病隐匿，症状多变　老年人对各种致病因素的抵抗力及对环境的适应能力均减弱。同时由于反应力的低下、对冷热、疼痛反应性差，体温调节能力差，故自觉症状轻微，临床表现往往不典型，容易造成误诊和漏诊。

2. 病情难控，恶化迅速　老年人各种器官功能减退，机体适应力下降，故一旦发病病情常迅速恶化。

3. 多种疾病，集于一身　老年病人中一人多病的现象极为常见，增加了诊断和治疗的困难。

4. 意识障碍，诊断困难　老年人不论患何种疾病，均易发生嗜睡、昏迷躁动或精神错乱等意识障碍和精神症状，增加了早期诊断的困难。

5. 并发症多　老年人随着病情的变化，容易发生并发症。

◆ 三、老年人保健内容

(一)心理保健措施

1. 要有积极的生活目标　老年人要有积极的生活目标，热心参与社区公益活动，老有所为，保持良好精神状态。

2. 保持轻松、稳定的情绪　老年人应避免情绪大喜大悲，避免各种心理刺激因素。要能坚持"三乐"，即自得其乐、助人为乐、知足常乐。

3. 培养兴趣、坚持脑力活动　老年人应利用各种学习机会学习自己感兴趣的知识，培养各种爱好，坚持用脑，可以增添生活情趣，丰富精神生活，有益心理健康。

4. 保持友好的人际交往　老年人保持一定范围的人际交往，聊天、倾听，可以缓解或消除不良情绪。邻居、亲戚、新老朋友、同事、同学、战友等都是保持人际交往的有益对象。

5. 充实而有规律地生活　老年人合理安排每天的时间，有张有弛，有劳有逸，使生活充实而不紧张，丰富而不忙乱。

6. 接受心理健康教育和心理咨询　社区应开展老年心理健康教育，使老年人学会控制情绪，调节心理。发生心理问题或心理障碍时，能及时通过心理咨询得到疏导。

（二）老年人的营养需求与饮食指导

1. 老年人的营养需求

（1）碳水化合物：老年人基础代谢率及能量消耗降低，对热量的需求较成人少。一般而言，60岁以后热能的供给较年轻时减少20%，70岁以后减少30%。老年人碳水化合物供给能量占总热量的55%~65%。

（2）蛋白质：老年人的体内代谢过程以分解代谢为主，需要较为丰富的蛋白质来补充组织蛋白的消耗，但由于体内的胃胰蛋白酶分泌减少，摄入过多的蛋白质可加重老年人消化系统及肾脏的负担。因此，蛋白质的供给应质优量少。蛋白质供给能量占总热量的15%。

（3）脂肪：老年人由于胆汁酸分泌减少和脂酶活性降低易使机体对脂肪的消化功能下降，因此进食过多脂肪对心血管系统和消化系统不利；但进食脂肪过少会影响脂溶性维生素的吸收。因此，脂肪的摄入应适量。老年人脂肪供给能量占总热量的20%~30%。

（4）无机盐：随着年龄的增加，老年人的骨重建处于负平衡状态，破骨细胞功能增强，成骨细胞功能衰减，易发生钙代谢的负平衡。特别是绝经后的妇女，由于内分泌功能减退，更易发生骨质疏松。老年人由于味觉敏感性降低，喜欢偏咸的食物，容易引起钠的摄入过量而钾不足。

（5）维生素：维生素在维持身体健康、调节生理功能、延缓衰老过程中起着重要作用，富含维生素的饮食可增强机体抵抗力，特别是B族维生素能增加老年人的食欲。

（6）膳食纤维：膳食纤维在帮助通便、促进胆固醇的代谢、防止心血管疾病、降低餐后血糖、防止热量摄入过多等方面起着重要的作用。老年人膳食纤维的摄入量以每天30 g为宜。

（7）水：老年人每日饮水量（除去食物中的水）以1500 mL为宜。饮水过多会增加心、肾功能的负担；水分不足会影响机体生理功能。加上老年人肠蠕动减慢，肠道分泌减少，易发生便秘，严重时还可发生脱水、电解质紊乱。

2. 老年人的饮食指导

（1）营养平衡：根据老年人的营养需求，应注意进食高蛋白、高维生素、高纤维素、低糖、低脂肪、低盐的清淡易消化的食物，即三高三低。在条件允许情况下给予优质蛋白质，如鱼、奶、蛋、瘦肉、大豆等；摄入的糖类以多糖为好，如谷类、薯类；脂肪摄入应尽量选用含不饱和脂肪酸较多的植物油，减少膳食中饱和脂肪酸和胆固醇的摄入；适当增加钙质丰富的食物的摄入，如奶类及奶制品、豆类及豆制品、核桃、花生等；多食蔬菜、水果，鼓励其多饮水，保证每天饮水量在1500 mL左右。

（2）合理烹调：选择合适的烹调方法，掌握恰当的烹调时间，避免损失食物中对人体有益的营养成分。为适应老年人消化功能和咀嚼能力减弱，食物应细、软、松，可将食物加工成菜汁、菜泥、肉末、膏、羹等，既有利于老年人咀嚼进食，又利于营养物质的消化吸收。烹调中注意饮食色泽的搭配，从视觉上激发老年人的食欲；尽量避免油炸、过黏和过于油腻的食物。

（3）科学进食：饮食有规律、有节制，定时定量，不偏食、不暴饮暴食、不食过冷过热及辛辣刺激的食物，进食细嚼慢咽。食不过饱，进食七八分饱即可。过饱易使血液集中于胃肠道，而心、脑等重要器官则相应缺血、缺氧，易诱发或加重心脑血管疾病；少食多餐，三次主餐不可偏废，主餐之间加两次零食。三次主餐食量合理分配，一般早餐多食富含蛋白质的食物，如牛奶、豆浆、鸡蛋等；中餐则食物种类丰富；晚餐以清淡食物为佳，不宜过饱。

（4）选择恰当的进餐方式：有自理能力的老年人，应鼓励其自己进餐；进餐有困难者可用一些特殊餐具，尽量维持老年人自己进餐的能力；完全不能自己进餐者，应喂食；不能经口进食者可在专业人员的指导下通过鼻饲、肠道高营养等方法为老年人输送食物和营养。有自理能力或借助特殊餐具能自己进餐的老年人，鼓励其与家人或亲友共同进餐，这样可以让老年人充分享受进餐的乐趣。

（5）注意饮食卫生：老年人抵抗力弱，要特别注意饮食、餐具卫生，定期消毒餐具，注意食物保质期，不吃过期或霉变的食物，就餐前清洁双手，防止病从口入。

（三）活动指导

保持适当的体力活动，可以防止老年性疾病，延缓衰老的过程。老年人参加运动前要先做健康检查，由医生开出运动处方，运动处方包括的主要内容有：运动目的、运动项目、运动强度、运动密度、持续时间、注意事项。按运动处方进行锻炼可以达到安全和有效的目的。以步行为例：运动量为每日步行 3 km，运动强度以还能进行交谈为原则，运动时间以每次 30分钟到 1 小时为原则，运动密度为每周运动不少于 5 天。运动达标心率为：年龄+心率≈170 次/min，以老人耐受为度，确保安全。有条件的老人应有运动前后脉搏监测记录，活动前测一次，活动完毕立即测一次，5 分钟后再测 1 次，直到恢复到活动前记录。如在 10 分钟内不能恢复，即应视为活动过度。活动适宜时，有轻度疲劳感，食欲及睡眠良好。

老年人运动注意事项：①处于疾病恢复期的老人应在医护人员的指导下进行运动。②避免空腹锻炼。③时间应安排在下午或晚上，可减少大气污染的影响。④运动中若出现不适感，应立即中止运动，并根据自身情况调整运动计划。⑤选用轻便、合体、舒适的运动衣，舒适、通气、防滑的运动鞋。⑥选择空气清新、安静清幽、噪声和污染少的运动环境和场地。

（四）用药指导

老年人很多不适可以通过生活调理来消除，不必急于求助药物，除急症或器质性病变外，一般尽量少用药物和用最低有效量来治疗，合用药物控制在 3~4 种，避免增加药物的不良反应。老年人应选择对肝肾毒性小的药物，选择适当的剂量。一般来说，老年人初始用药应从小剂量开始，逐渐增加到合适的剂量，每次增加剂量前至少要间隔 3 个半衰期。为避免药物在体内蓄积中毒，可减少每次给药的剂量或延长给药的时间，也可两者同时改变。患急性病的老年人，病情好转后要及时停药，不要长期用药，如长期用药应定期检查肝、肾功能，以便及时减量或停用。对于一些慢性病，治疗指标只要控制在一定范围内即可，不必要使其恢复正常，如老年人高血压大都伴有动脉硬化，使血压降至 135/85 mmHg 即可，如过低会影响脑血管及冠状动脉的灌注，甚至诱发缺血性脑卒中。药物服用的方法、时间及时间间隔等不正确都会影响药物的治疗效果，因此，护理人员应在这些方面对老年病人进行耐心细致的指导、健康宣教，提高其依从性。

（五）预防意外受伤

老年人随着年龄增长，身体协调能力也在不断下降，容易出现跌倒、坠床、噎食等安全问题，尤其是高龄老人更要注意这些方面的预防。高龄老人外出要有人陪伴，记忆力减退的老人外出应携带能表明其身份的证件，以保证安全。改善家庭设施以保证老年人家庭生活安全；为行动困难的老人提供生活的辅助工具，如助听器、拐杖等。

1. 预防跌倒　跌倒是老年人最常见也是较严重的安全问题之一。社区护士应积极采取措施加以预防：老年人居住的环境应光线充足，夜间室内有照明环境的布局尽量符合老年人生活习惯，室内布置无障碍物；各居室间尽量不设置门槛，地面平整，保持干燥以防滑，盥洗室安装坐便器和扶手，浴池边铺防滑胶垫；调低床的高度，并放置护栏。老年人的衣裤不宜过长，鞋袜不宜过大，裤腿过长则影响行走，甚至直接导致跌倒，鞋袜合脚有利于行走时身体的平衡，尽量不穿拖鞋；老年人从椅子、床上站起时，应缓慢或有人搀扶，站稳后再起步；对行动不便者，应有人搀扶或使用拐杖；老年人外出时应避开上下班高峰，并鼓励老年人穿戴色彩鲜艳的衣帽，以便引起路人和驾驶员的注意，减少意外伤害的发生。

2. 防止坠床 应避免老年人移动身体时因失去重心而造成坠床。睡眠中翻身幅度较大或身材高大的老年人，在条件允许的情况下尽量选用宽大舒适的卧具，必要时睡前在床旁用椅子加以挡护；对意识障碍的老年人应加用床档，必要时可用约束带或请专人陪护；夜间卧室内应留置光线柔和的长明灯，以避免因看不清床界而坠床。

3. 防呛防噎 平卧位进食、进食速度过快、进食过程中说笑等易发生呛噎。因此，老年人进食时体位应合适，尽量采取坐位或半卧位。进食速度宜慢，小口慢咽，不要边进食边说笑或看电视。吃干食易噎者，进食时准备水或汤，进稀食易呛者，可将食物加工成糊状。

(六)定期健康检查

高血压、冠心病、糖尿病、恶性肿瘤以及慢性呼吸道疾病等是老年人的常见病，并且由于老年人各脏器功能减退，对躯体疼痛、发热等症状反应迟钝，极易因延误治疗而损伤脏器功能。老年人定期体检有利于早期发现病情，应把内科、神经内科作为必查项目，同时接受血压、身高体重、B超、心电图、血尿常规、粪便常规及血糖等一系列的检查。然后再根据医生临床观察，视情增加CT等相关检查项目。老年人定期体检一般每年进行1~2次，常规性检验项目最好每季度查一次，要注意保管好体检记录和化验单，以便进行比较。

(七)性生活保健指导

老年人需要适度的、和谐的性生活，它可使老年人生活更充实、愉快，增强自信心和生命力。社区护士要指导老年人树立科学健康的性观念，学习有关老年人生殖系统衰老变化的知识，学习老年期性功能障碍的有关知识。指导老年人使用相关药物和器械；提醒老年人注意性安全，如患有高血压、心脏病的老年人在进行性行为前，可服用降压药或硝酸甘油等；同时环境应有适当的温度、湿度以及隐私性等。

四、社区老年人常见社会心理问题的保健与护理

(一)离退休综合征

离退休综合征是指老年人由于离退休后不能适应新的社会角色、生活环境和生活方式的变化而出现的焦虑、抑郁、悲哀、恐惧等消极情绪，或因此产生偏离常态行为的一种适应性的心理障碍。

1. 主要表现 坐卧不安、犹豫不决、行为重复、容易做错事情，由于情绪改变而易急躁和发脾气，敏感多疑等，这种心理障碍还常常引起其他生理疾病，严重影响身体健康。

2. 护理措施 家庭和社会共同关注离退休老年人，引导老年人努力实现离退休的社会角色转换。①继续学习、渴求新知，发挥余热，重返社会。②培养爱好，寄托精神，扩大社交，

排解寂寞。③调整心态，心情愉快，生活规律，强身健体。

(二)空巢综合征

空巢综合征是指无子女或子女成年后相继离开家庭，老年人生活在"空巢"环境下，由于人际关系疏远而产生一系列身心症状的一种心理失调症。

1. 主要表现　①精神空虚、无所事事。②孤独、悲观、社会交往少。③躯体化症状：失眠、头痛、乏力、心慌气短、消化不良等，重者还会出现消化性溃疡、高血压、心律失常、冠心病等。

2. 护理措施

(1)在社区组织心理知识讲座，向老年人介绍相关心理健康知识，了解空巢心理对老年人带来的危害，帮助老年人进行心理调适，使其在子女离家前就调整自己的生活重心和生活节奏，子女离家后接受空巢现状，建立自己新的生活规律和情感支持，寻求新的精神依托，摆脱对子女的依赖，积极主动参与社区文体社交活动。

(2)鼓励老年人广交朋友，积极参加社交活动，如参加老年大学、老年活动中心等组织的活动。与社会多交流是开阔胸襟、排解不良情绪的最好方法。同时倡导和营造社会氛围，鼓励子女常回家看看，给予孤独中的老年人以安慰。

(3)运动疗法：体育锻炼可以改善空巢老年人的消极心境，增加老年人的积极情绪反应，有益于良好情绪的培养，养成积极进取心态，提升老年人的生活幸福感。

(4)作业疗法：书法、绘画、摄影、陶艺、编织、烹饪、种花养草等活动，可以提高老年人注意力，增强记忆力，消除负性情绪，增强自信心和独立感，而且集体和社会活动可加强人际交流，培养老年人参与社会和重返社会的意识。

(5)必要的药物和心理治疗：空巢综合征的症状长期得不到缓解会导致老年人性格变得孤僻、自闭，严重的甚至可以引发老年痴呆。因此，必要时应在医生的指导下适当服用药物，以及接受心理治疗。

(三)老年人疑病症

老年人疑病症是以怀疑自己患病为主要特征的一种神经性人格障碍。

1. 主要表现　长时间怀疑自己有病，对自己的病情诉说不厌其烦。对自身变化特别敏感和关注，并且夸大和曲解。对自己的病症感到极为焦虑、犹豫和恐慌。

2. 护理措施　丰富老年人精神生活，组织老年人参加一些有益的娱乐活动和适当的社交活动，转移老年人的注意力。改变独居状态，扩大生活范围，广交朋友，倾诉情感，加强与老年人沟通，运用亲切关怀语言来解释精神与疾病的关系，实事求是地向老年人说清病情，使恐惧心理逐渐弱化，从而解开心中的疑虑。必要时可指导老年人到医院做些检查，排除疑虑。有助于老年人消除疑病情绪。

(四)老年期抑郁症

老年期抑郁症泛指发生于老年人这一特定人群的抑郁症，是一种以持久(2周以上)的情绪低落或抑郁心境为主要临床表现的精神障碍。

1. 主要表现　因反复发作，可使老年人丧失劳动能力和日常生活功能，导致精神残疾。相关研究表明，老年人的自杀和自杀企图有 50% ~ 70% 继发于抑郁症。老年期抑郁已成为全球性的重要精神卫生问题。

2.护理措施

(1)睡眠护理：睡眠障碍是抑郁症老年人最常见的症状之一，老年人应保证合理的休息和睡眠。鼓励老年人白天参加娱乐活动和适当的体育锻炼，尽量减少白天睡眠时间，晚上不看紧张刺激电视节目或书籍，不做剧烈活动，入睡前给予热牛奶、热水泡脚或洗热水澡，必要时遵医嘱给予安眠药。创造舒适安静的入睡环境，保证老年人充足睡眠。

(2)饮食护理：抑郁常导致老年人食欲减退，有的老年人因厌食或自罪观念而拒食，易出现营养不良，故应加强营养。多食高蛋白、富含维生素的食品，少食多餐，注意选择老年人喜爱的食物，烹调食物尽量符合老年人的口味，以增进食欲，必要时鼻饲或静脉营养。

(3)用药护理：因抗抑郁治疗用药时间长，有些药物有不良反应，老年人往往对治疗信心不足或抗拒治疗。社区护士要耐心说服、督促老年人遵医嘱服药，并密切观察药物疗效和可能出现的不良反应。

(4)安全护理：提供安全环境，严防自杀。凡能成为老年人自伤的工具都应严加管理；妥善保管药物，避免老年人一次性大量吞服造成急性药物中毒；对有强烈自杀企图的老年人要专人24小时看护，必要时给予约束。

(5)心理护理：进行心理疏导，帮助老年人正确认识和对待生活中的不良事件，认识其生存价值，乐观对待生老病死及生活中的负性事件，改变消极被动的生活方式。设法阻断老年人的一些负性思考，通过帮助老年人回顾其优点、长处及成就来增加正向看法，以积极乐观心理克服消极悲观的情绪，改变老年人的消极状态，重树生活的信心。

(6)健康指导：向老年人及其家属介绍抑郁症相关知识，说明坚持服药和定期门诊复查的重要性，指导家属帮助老年人管理药物并监督其按时服药。鼓励子女与老年人同住，提倡精神赡养，不仅要在生活上给予照顾，同时要在精神上给予关心。指导家庭给予老年人更多的关心照顾，老年人要学会倾诉，而子女要耐心倾听父母的唠叨，经常与父母聊天，主动慰藉老年人。鼓励老年人按照自己的志趣培养爱好，参加一定限度的文娱、体育、劳动等社会活动，丰富自己的日常生活。

第五章PPT

第六章

社区慢性病病人的护理与管理

学习目标

识记
1. 能说出慢性病的概念和危险因素。
2. 能说出高血压的诊断标准和分类。
3. 能说出糖尿病诊断标准和分类。
理解
1. 能阐述慢性病的特点和危险因素。
2. 能阐述高血压的危险因素。
3. 能说明高血压、糖尿病的社区管理流程与随访监测。
4. 能举例说明糖尿病的健康指导。
5. 能举例说明糖尿病的社区管理要点。
运用
1. 运用所学知识为社区高血压病人制定管理计划。
2. 运用所学知识对社区糖尿病病人进行管理。

　　随着社会经济的发展和城市化进程的加快，人民生活水平逐渐提高，疾病谱和死亡谱也发生了变化，慢性非传染性疾病已经取代急性传染性疾病而成为影响我国社区居民健康的主要问题，如心脑血管疾病、糖尿病、恶性肿瘤等。而慢性非传染性疾病通常是终身性疾病，疼痛、伤残、昂贵的医疗费用等都影响着慢性病病人的健康状况和生活质量，也给家庭和社会带来巨大的经济负担。慢性病病人的多数时间是在家庭和社区生活中度过，在社区中开展慢性病病人的护理与管理，提高社区慢性病人群的自我健康管理能力，对控制慢性病的发病率、致残率和死亡率，改善和提高病人的生活质量具有积极的作用。

第一节　概　述

◆　一、慢性病的概念及其特点

（一）概念

　　原卫生部于 2011 年颁布的《全国慢性病预防控制工作规范（试行）》中指出，慢性病是慢性非传染性疾病(NCD)的简称,是对一类起病隐匿、病程长且病情迁延不愈、非传染性、病因复杂或病因未完全确认的疾病的概括性总称。是一组发病率、致残率和死亡率高,严重耗费社会资源,危害人类健康的疾病,也是可预防、可控制的疾病。

不健康生活方式和环境变化是慢性病常见的危险因素。慢性病的危险因素大多可通过有益的干预措施加以预防。据估计,约80%的早发心脏病、卒中和2型糖尿病以及40%的癌症,可以通过健康饮食、定期锻炼和避免吸烟等生活行为方式的干预加以预防。

(二) 特点

慢性病之所以成为目前危害人类健康的主要疾病,与慢性病的特点有密切关系。慢性病的主要特点如下:

1. 发病隐匿、潜伏期长　大多数慢性病起病隐匿、病因尚未完全清楚,并且有较长的潜伏期。通常病人在体检或在出现典型症状后才意识到自己可能患病,而此时多数病人可能已经出现并发症或进入晚期。

2. 病因复杂、病程长　慢性病症状变化多样,往往是在多种致病因素的长期作用下,交互影响而逐渐形成的,常与环境因素、遗传因素、生活行为因素和卫生服务等因素有关。同时,慢性病一旦确诊则终身伴随,其治疗和康复也需要长时间甚至是通过终身治疗来控制或缓解症状。

3. 具有不可逆转的病理变化而不易治愈,但可以预防　慢性病的病理变化是长期不可逆的,因此这些疾病在目前的医疗条件下不能根治,但通过长期用药和治疗,可以控制和暂时中止疾病发展,缓解症状,延缓并发症的发生。

4. 需要长期的治疗和护理　由于慢性病难以治愈,通常需要终生的药物治疗和护理,以缓解和控制症状,最大限度地预防慢性病所带来的并发症和伤残。

二、慢性病的分类及危险因素

(一) 分类

1. 按影响程度分类　根据慢性病对病人产生影响的程度不同,可将慢性病分为3类:致命性慢性病、可能威胁生命的慢性病、非致命性慢性病。每类慢性病又按起病情况分为急发性和渐发性两种。

(1) 致命性慢性病:①急发性致命性慢性病包括急性血癌、胰腺癌、乳腺癌转移、恶性黑色素瘤、肺癌、肝癌等;②渐发性致命性慢性病包括肺癌转移中枢神经系统、后天免疫不全综合征、骨髓衰竭、肌萎缩侧索硬化等。

(2) 可能威胁生命的慢性病:①急发性可能威胁生命的慢性病包括血友病、镰刀细胞性贫血、中风、心肌梗死等;②渐发性可能威胁生命的慢性病包括肺气肿、慢性酒精中毒、老年性痴呆、胰岛素依赖型成人糖尿病、硬皮病等。

(3) 非致命性慢性病:①急发性非致命性慢性病包括痛风、支气管哮喘、偏头痛、胆结石、季节性过敏等;②渐发性非致命性慢性病包括帕金森病、风湿性关节炎、慢性支气管炎、骨关节炎、胃溃疡、高血压、青光眼等。

(二) 危险因素

慢性病的种类很多,发生的原因也相当复杂。常见的慢性病危险因素有以下几个方面:

1.不良的生活方式　常见的不良生活方式主要包括不合理膳食、缺乏身体活动和使用烟草。

(1)不合理膳食：均衡饮食是机体健康的基石，而不合理膳食是慢性病的主要原因之一。不合理膳食具体表现为饮食结构不合理、烹饪方法不当、不良饮食习惯等。膳食结构不合理包括高盐、高胆固醇、高热量饮食、低纤维素饮食；不当的烹饪方法如腌制和烟熏等；不良饮食习惯可表现为每日进食时间无规律、暴饮暴食等。

(2)缺乏身体活动：运动可以加快血液循环，增加肺活量，促进机体新陈代谢；增强心肌收缩力，维持各器官的健康。但由于生活节奏快和交通工具便利，人们常常以车代步，活动范围小，运动量不足。调查显示：人群中大约11%~24%属于静坐生活方式，31%~51%体力活动不足，大多数情况下每天活动不足30分钟。这是造成超重和肥胖的重要原因，也是许多慢性病的危险因素。有数据表明，22%的冠心病、11%的缺血性脑卒中、14%的糖尿病、10%的乳腺癌、16%的大肠癌是因缺乏体力活动所致。

(3)使用烟草：吸烟是恶性肿瘤、慢性阻塞性肺疾病、冠心病、脑卒中等慢性病的重要危险因素；吸烟者心脑血管疾病的发病率要比不吸烟者高2~3倍；成人吸烟会给他人特别是儿童造成危害。吸烟量越大、吸烟起始年龄越小、吸烟史越长，对身体的损害越大。WHO将烟草流行作为全球最严重的公共卫生问题列入重点控制领域。

2.自然环境和社会环境　自然环境中空气污染、噪音污染、水源土壤污染等，都与癌症或肺部疾病的发生密切相关。社会环境中健全的社会组织、教育程度的普及、医疗保健服务体系等都会影响人们的健康水平。

3.个人的遗传和生物以及家庭因素　慢性病可以发生于任何年龄，但发生的比例与年龄成正比。年龄越大，机体器官功能老化越明显，发生慢性病的概率也越大。家庭对个体健康行为和生活方式的影响较大，许多慢性病如高血压、糖尿病、乳腺癌、消化性溃疡、精神分裂症、动脉粥样硬化性心脏病等都有家族倾向，这可能与遗传因素或家庭共同的生活习惯有关。

4.精神心理因素　生活及工作压力会引起紧张、焦虑、恐惧、失眠甚至精神失常。长期处于精神压力下，可使血压升高、血中胆固醇增加，还会降低机体的免疫功能，增加慢性病发病的可能。

第二节　慢性病的社区管理

一、慢性病社区管理的概念、工作任务及管理模式

(一)社区慢性病管理的概念

社区慢性病管理是以社区为单位，以社区内影响人群健康的发病率较高的慢性病病人和高危人群为工作对象，通过社区卫生服务人员采取有计划的指导和干预，从而降低疾病的发病率、致残率和死亡率，提高治愈率的健康管理方法。

1.社区慢性病管理的工作任务

健康调查即收集社区居民的健康资料,包括个人一般情况、家族史、现病史、生活方式等。

健康评价即根据所收集的健康信息对居民的健康状况及危险因素进行评估、分析。

健康干预即针对居民的健康状况和危险因素,制订、实施合理的健康改善计划,以达到控制危险因素、促进健康的目的。

2.社区慢性病管理的模式

目前,社区卫生服务机构进行慢性病病人社区管理多采用全科团队的模式,由全科医生、社区护士、公共卫生医师等组成专业团队,为一定数量的社区居民提供服务。这一管理模式可以充分发挥团队成员的优势和特长,相互协作,共同为社区居民提供服务。

二、慢性病的管理原则和策略

为加强慢性病防治工作,降低疾病负担,提高居民健康期望寿命,努力全方位、全周期保障人民健康,国家依据《"健康中国 2030"规划纲要》制定了《中国防治慢性病中长期规划(2017—2025 年)》。其中对于慢性病的管理原则和管理策略都提出了相应的要求。

(一)慢性病的管理原则

1.坚持统筹协调 统筹各方资源,健全政府主导、部门协作、动员社会、全民参与的慢性病综合防治机制,将健康融入所有政策,调动社会和个人参与防治的积极性,营造有利于慢性病防治的社会环境。

2.坚持共建共享 倡导"每个人是自己健康第一责任人"的理念,促进群众形成健康的行为和生活方式。构建自我为主、人际互助、社会支持、政府指导的健康管理模式,将健康教育与健康促进贯穿于整个生命周期,推动人人参与、人人尽力、人人享有。

3.坚持预防为主 加强行为和环境危险因素控制,强化慢性病早期筛查和早期发现,推动由疾病治疗向健康管理转变。坚持加强医防协同,坚持中西医并重,为居民提供公平可及、系统连续的预防、治疗、康复、健康促进等一体化的慢性病防治服务。

4.坚持分类指导 根据不同地区、不同人群慢性病流行特征和防治需求,确定有针对性的防治目标和策略,实施有效防控措施。充分发挥国家慢性病综合防控示范区的典型引领作用,提升各地区慢性病防治水平。

(二)慢性病的管理策略

1.加强健康教育,提升全民健康素质 开展防治慢性病的全民教育。建立健全健康教育体系,普及健康科学知识,教育引导群众树立正确健康观。倡导健康文明的生活方式,创新和丰富预防方式,贯彻零级预防理念。

2.实施早诊早治,降低高危人群发病风险 促进慢性病早期发现,逐步将临床可诊断、治疗有手段、群众可接受、国家能负担的疾病筛检技术列为公共卫生措施。加强健康体检规范化管理,推动癌症、脑卒中、冠心病等慢性病的机会性筛查。同时开展个性化健康干预,促进体医融合,在有条件的机构开设运动指导门诊,提供运动健康服务。

3.强化规范诊疗,提高治疗效果 落实分级诊疗制度,优先将慢性病病人纳入家庭医生签约服务范围。提高诊疗服务质量，建设医疗质量管理与控制信息化平台，加强慢性病诊疗服务实时管理与控制，持续改进医疗质量和医疗安全。

4. 促进医防协同，实现全流程健康管理　加强慢性病防治机构和队伍能力建设，构建慢性病防治结合工作机制，建立健康管理长效工作机制。

5. 完善保障政策，切实减轻群众就医负担　完善医保和救助政策，保障药品生产供应。

6. 控制危险因素，营造健康支持性环境　建设健康的生产生活环境，完善政策环境，推动慢性病综合防控示范区创新发展。

7. 统筹社会资源，创新驱动健康服务业发展　动员社会力量开展防治服务，促进医养融合发展，推动互联网创新成果应用。

8. 增强科技支撑，促进监测评价和研发创新　完善监测评估体系，推动科技成果转化和适宜技术应用。优势和特长，相互协作，共同为社区居民提供服务。

第三节　常见慢性病病人的社区护理与管理

一、高血压病病人的社区护理与管理

(一) 高血压概述

高血压是多种心、脑血管疾病的重要病因和危险因素。1999 发布的《高血压治疗指南》中高血压的诊断标准为：未服用抗高血压药的情况下，收缩压≥140 mmHg（18.7 kPa）和（或）舒张压≥90 mmHg（12.0 kPa）。在临床上，根据病因的不同，高血压又分为原发性高血压和继发性高血压两类，其中原发性高血压简称高血压，占所有高血压病人的90%以上，是社区居民中最常见的高血压类型。

1958 年至今，我国共开展过 4 次大规模高血压人群抽样调查，数据显示我国高血压患病率呈明显上升趋势。2002 年第 4 次调查结果显示，我国 18 岁以上居民高血压患病率为18.8%，居慢性疾病患病率之首。

(二) 高血压病的危险因素

原发性高血压的病因和机制尚不完全清楚，目前认为原发性高血压是可改变的环境因素和不可改变的遗传因素相互作用的结果，遗传因素决定基础血压，而环境因素在原发性高血压发病中起到更重要的作用。

视频：高血压病病人的社区护理与管理

1. 与遗传有关的危险因素　包括种族、家族史、年龄、性别等因素。

(1) 种族：不同种族高血压的发病率有差别。据 2006 年美国高血压的统计结果显示，美国的非洲籍人群高血压发病率为56%，而白种人仅为27%。

(2) 家族史：高血压为多基因遗传，有明显的家族聚集性，60%的高血压病人有家族史。

(3) 年龄与性别：高血压的发病危险度随年龄的升高而升高。男性发病率高于女性，但60 岁后性别差异缩小。

2. 与环境有关的危险因素　包括超重和肥胖、不良生活方式及饮食习惯、地理区域和社

会-心理因素。

（1）超重和肥胖：肥胖是血压升高的重要危险因素。一般采用体重指数（BMI）来衡量肥胖程度。血压与 BMI 呈显著正相关。

（2）不良生活方式与饮食习惯：吸烟、酗酒、身体活动不足等不良生活习惯及高盐膳食等，已成为我国慢性病发生发展的主要行为危险因素。

（3）地理区域：在不同国家或同一个国家不同地理位置高血压的发病率不同，在许多发展中国家，农村高血压发病率低于城市。

（4）社会-心理因素：人在长期精神紧张、压力、焦虑或长期环境噪声、视觉刺激下也可引起高血压。

（三）高血压病的诊断与评估

1. **高血压的诊断**　首次发现血压增高的病人，应在不同的时点多次测量血压，在未服用抗高血压药物的情况下，非同日进行 3 次测量，收缩压≥140 mmHg（18.7 kPa）和（或）舒张压≥90 mmHg（12 kPa），可诊断为高血压。病人既往有高血压史，正在使用抗高血压药，血压虽低于 140/90 mmHg，也应诊断为高血压。收缩压≥140 mmHg 和舒张压≥90 mmHg 为收缩期和舒张期（双期）高血压；收缩压≥140 mmHg 而舒张压<90 mmHg，为单纯收缩期高血压（ISH）；收缩压<140 mmHg 而舒张压≥90 mmHg 为单纯舒张期高血压。一旦诊断为高血压，必须鉴别原发性或继发性，排除继发性高血压的可能后，才能确诊为高血压病。

2. **高血压病人的心血管危险分层**　从指导治疗和判断预后的角度，主张对高血压病人做心血管危险分层，按血压水平分级和影响预后因素的合并作用，将高血压病人分为低危、中危、高危三层，分别表示 10 年内将发生心、脑血管病事件的概率为<15%、15%~20%、>20%。

（1）血压水平分级：高血压确诊后可以按血压增高水平分为 1、2、3 级。血压水平分级见表 6-1。

表 6-1　血压水平的定义和分级

级别	收缩压（mmHg）		舒张压（mmHg）
正常血压	<120	和	<80
高值血压	120~139	和（或）	80~89
高血压	≥140	和（或）	≥90
1 级高血压（轻度）	140~159	和（或）	90~99
2 级高血压（中度）	160~179	和（或）	100~109
3 级高血压（重度）	≥180	和（或）	≥110
单纯收缩期高血压	≥140	和	<90

（2）影响预后的因素：影响高血压病人预后的因素包括心血管的危险因素、靶器官损害以及并存临床情况。①心血管的危险因素包括年龄≥55 岁、吸烟、糖耐量受损和（或）空腹血糖受损、血脂异常、早发心血管病家族史、腹型肥胖、血同型半胱氨酸升高；②靶器官损害包

括左心室肥厚、颈动脉内膜增厚或斑块、肾功能受损；③伴随临床疾患包括脑血管病、心脏疾病、肾脏疾病、周围血管病、视网膜病变、糖尿病。对初诊病人可通过全面询问病史、体格检查及各项辅助检查，找出影响预后的因素。

(3)高血压病人的心血管危险分层：根据病人血压水平和影响预后的因素进行高血压病人的心血管危险分层。①低危：1级高血压，不伴有其他危险因素。②中危：2级高血压，不伴有其他危险因素；或1~2级高血压同时有1~2个危险因素；③高危：3级高血压，不伴有其他危险因素；或1~2级高血压同时有3种或更多危险因素；或任何级别高血压伴有任何一项靶器官损害；或任何级别高血压并存任何一项临床情况。

(4)排除继发性高血压：继发性高血压是由某些确定的疾病和病因引起的血压升高。继发性高血压可通过治疗得到根治或改善。继发性高血压主要疾病有肾脏疾病、肾动脉狭窄、原发性醛固酮增多症、嗜铬细胞瘤、皮质醇增多症、主动脉狭窄、睡眠呼吸暂停综合征、药物引起的高血压等。

以下几种情况有发生继发性高血压的可能，应及时转上级医院进一步检查确诊：发病年龄<30岁；重度高血压(高血压3级以上)；血压升高伴肢体肌无力或麻痹，常呈周期性发作，或伴自发性低血钾；夜尿增多，血尿、泡沫尿或有肾脏疾病史；阵发性高血压，发作时伴头痛、心悸、皮肤苍白或多汗等；下肢血压明显低于上肢，双侧上肢血压相差20 mmHg以上、股动脉等搏动减弱或不能触及；夜间睡眠时打鼾并出现呼吸暂停；长期口服避孕药者；降压效果差，不易控制等。

(四)高血压病的社区管理

1. **高血压病预防**　针对高血压的可改变的危险因素，以一级预防为主，通过社区健康教育与健康促进，使居民建立良好的生活方式是预防高血压病的根本措施。

(1)减重：肥胖者应控制膳食中的能量摄入，减少碳水化合物类食物及脂肪的摄入，保证其他营养素齐全，增加运动，使体重指数(BMI)保持在20~24。据研究资料显示，如在人群中平均体重下降5 kg，高血压病人体重减少10%，则可使胰岛素抵抗、糖尿病、高脂血症和左心室肥厚改善。

(2)限盐与合理膳食：每日食盐不超过6 g，少食各种咸菜及其他腌制食品；脂肪占总热量的30%以下，食用油每日20~25 g，其中饱和脂肪不超过10%，少食动物性脂肪；每日新鲜蔬菜400~500 g、水果200 g、肉类50~100 g、鱼虾类50 g、奶类250 g，蛋类每周3~4个，少吃糖类和甜食；多食绿色蔬菜、鲜奶及豆制品类食物，以增加钾、钙的摄入。

(3)戒烟限酒：吸烟是公认的心脑血管疾病发生的重要危险因素，烟草中的烟碱能够使血管收缩、血压升高。为预防高血压，必须严格执行戒烟。饮酒与高血压患病率呈线性相关，同时，饮酒可降低高血压药物的药效，因而预防高血压应限制饮酒。若饮酒，成年男性每日饮酒的酒精量应少于20~30 g，成年女性则应少于10~15 g。

(4)适度运动：根据个体情况及气候等因素选择合适的运动种类和运动量，一般运动频度为3~5次/周，30 min/次左右，运动后心率达到(170-年龄)次/min，自觉舒适，精神愉快，睡眠、食欲良好。运动种类可选择步行、慢跑、太极拳、门球、气功、迪斯科等。运动不仅有利于血压下降，且有利于减轻体重、增强体力。运动强度应注意个体差异，循序渐进，避免心血管意外。

(5)保持心情愉快：生活中应注意减轻心理压力，保持心理平衡。要多发现生活中的积及因素，以乐观的态度对待人生，追求精神愉快。每天要有充足的休息与睡眠时间，注意劳逸结合。

2.**高血压病人的社区管理** 根据《国家基本公共卫生服务规范(第 3 版)》的要求，以二、三级预防为主，高血压病人的社区管理内容如下：

(1)高血压筛查：要求对辖区内 35 岁及以上常住居民，每年在其第一次到乡镇卫生院、村卫生室、社区卫生服务中心(站)就诊时为其测量血压。对第一次发现收缩压≥140 mmHg 和(或)舒张压≥90 mmHg 的居民在去除可能引起血压升高的因素后预约其复查，非同日 3 次血压高于正常，可初步诊断为高血压。如有必要，建议转诊到上级医院确诊，2 周内随访转诊结果，对已确诊的原发性高血压病人纳入高血压病人健康管理。对可疑继发性高血压病人，及时转诊。建议高危人群每半年至少测量 1 次血压，并接受医护人员的生活方式指导。

(2)高血压病人的随访：对原发性高血压病人，每年要提供至少 4 次面对面的随访。随访内容包括：①测量血压并评估是否存在危急情况，如出现收缩压≥140 mmHg 和(或)舒张压≥110 mmHg；意识改变、剧烈头痛或头晕、恶心、呕吐、视力模糊、眼痛、心悸、胸闷及处于妊娠期或哺乳期同时血压高于正常等危急情况，或存在不能处理的其他疾病时，须在处理后紧急转诊。对于紧急转诊者，应在 2 周内主动随访转诊情况。②若不需紧急转诊，询问上次随访到此次随访期间的症状。③测量体重、心率，计算体质指数。④询问病人疾病情况和生活方式，包括心脑血管疾病、糖尿病、吸烟、饮酒、运动、摄盐情况等。⑤了解病人服药情况。

(3)分类干预：①对血压控制满意、无药物不良反应及新发并发症，或原有并发症无加重的病人，预约下一次随访时间。②对第一次出现血压控制不满意或出现药物不良反应的病人，结合其服药依从性，调整现用药物剂量、更换或增加不同种类的降压药物，2 周内随访。③对连续两次出现血压控制不满意或药物不良反应难以控制以及出现新的并发症或原有并发症加重的病人，建议其转诊到上级医院，2 周内主动随访转诊情况。④对所有的病人进行有针对性的健康教育，与病人一起制订生活方式改进目标并在下一次随访时评估进展。根据血压控制情况指导病人调整用药方案，并调整随访时间，告知病人出现哪些情况必须立即就诊。

(4)健康体检：对原发性高血压病人，每年进行 1 次较全面的健康检查，可与随访相结合。内容包括体温、脉搏、呼吸、血压、身高、体重、腰围、皮肤、浅表淋巴结、心脏、肺部、腹部等常规体格检查，并对口腔、视力、听力和运动功能等进行粗测判断。

3.**高血压病人的居家护理** 高血压病人居家护理的目标是：病人能遵医嘱正确服药，将血压调整到适宜水平，减轻或解除由血压升高所致的伤害；血压控制平稳，改善心、脑、肾等器官的血供，活动耐力增加。具体护理措施如下：

(1)一般护理：适当的休息，保证充足的睡眠，选择合适的运动；减少钠盐的摄入，每人每日食盐量应不超过 6 g，补充钙和钾盐，多吃新鲜蔬菜和水果，减少脂肪摄入并限制烟酒。

(2)监测血压，病情观察：定期监测血压，密切观察并发症征象；如出现血压急剧升高，剧烈头痛、呕吐、烦躁不安、视物模糊，甚至意识障碍等状况，需立即就医。

(3)用药护理：教育病人遵医嘱用药，不可随意增减药量、停药或自行突然撤换药物；用药从小剂量开始，采用合理的药物联合达到最大的降压效果；初始治疗方案无效或不能耐受，则改用另一种不同类型降压药；尽可能使用长效降压药，改善治疗依从性和防止血压波动过大。中、青年病人或合并糖尿病病人，血压控制在 130/85 mmHg 以下，甚至可控制在 120/80 mmHg 以下；老年病人，宜控制在 150/95 mmHg 以下，如能耐受，可进一步降低。

（4）预防心脑血管意外：保持良好的心态，学会控制情绪，保持有规律的生活，充足的睡眠，防受寒，避免剧烈运动、过度用力和强烈应激等，避免使血压突然升高的各种因素，以防心脑血管意外。

（5）做好院前急救：一旦病人出现高血压急症，应迅速让病人绝对卧床休息，抬高床头，避免一切不良刺激，放松心情，保持呼吸道通畅，及时送医院治疗。

二、糖尿病病人的社区护理与管理

（一）糖尿病概述

糖尿病是由于胰岛素分泌绝对或相对不足而引起的一种代谢紊乱综合征，临床以高血糖为主要特点，是一种慢性、终身性疾病，如果病情控制不好，可引起酮症酸中毒、高渗性昏迷等急性代谢紊乱，也可导致眼、肾、神经、血管、心脏等器官的损害，重者可致残、致死，给病人及其家属带来巨大痛苦。糖尿病是社区常见病、多发病，糖尿病的防治及其管理是社区卫生服务面临的重要任务。

糖尿病主要分为原发性糖尿病和继发性糖尿病两大类，继发性糖尿病相对少见且病因明确。原发性糖尿病分为两型：①1 型糖尿病（胰岛素依赖型糖尿病）：因胰岛 B 细胞破坏引起胰岛素缺乏，与病毒感染和自身免疫有关，多发生于青少年，临床特点为起病急、多尿、多饮、多食、体重减轻较明显，容易发生酮症酸中毒，必须依赖胰岛素治疗；②2 型糖尿病（非胰岛素依赖型糖尿病）：多见于 40 岁以上的中老年人，有家族性发病倾向，肥胖是其重要的诱发因素，一般起病缓慢，临床症状相对不明显或缺如。糖尿病的社区预防与管理主要针对 2 型糖尿病。

视频：糖尿病病人的社区护理与管理

（二）糖尿病的危险因素

1. **不可改变的危险因素**　包括遗传因素、年龄、先天的子宫内营养环境不良等。

（1）遗传因素：国内外报道普遍认为糖尿病具有遗传倾向性，表现为糖尿病有明显的家族聚集现象。有糖尿病家族史者的患病率比无糖尿病家族史者高，其中 2 型糖尿病的遗传倾向更为明显。

（2）年龄：由于身体各组织老化，功能下降，胰岛素分泌不足，加之运动、饮食、健康问题积累等，糖尿病的发病率随着年龄增长而逐渐增加。

（3）先天的子宫内营养环境不良：子宫内营养不良可致胎儿体重不足，而低体重儿在成年后肥胖则发生糖尿病及胰岛素抵抗的机会增加。

2. **可改变的危险因素**　包括不良生活方式、生物源和化学因素等。

（1）不良生活方式：不合理饮食，包括高热量、高脂肪、高胆固醇、高蛋白、高糖、低纤维素食物；静坐生活方式；酗酒；心境不良等。

（2）生物源和化学因素：病毒感染，如 1 型糖尿病与柯萨奇病毒、腮腺炎病毒、风疹病毒、脑心肌炎病毒有关。有专家指出，持续性病毒感染可引起自身免疫反应，T 淋巴细胞亚群的改变与 2 型糖尿病自身免疫致病有关。化学毒物和某些药物可影响糖代谢并引起葡萄糖不耐受，对这类药物敏感者可导致糖尿病。

(三) 糖尿病的诊断与评估

1. 糖尿病的诊断标准　根据糖尿病症状和空腹血糖情况可做出糖尿病的诊断。1999 年我国采取了 WHO 专家委员会公布的新的诊断标准。糖尿病诊断标准为：糖尿病症状加任意时间血浆葡萄糖水平 $\geqslant 11.1$ mmol/L；或空腹血糖 $\geqslant 7.0$ mmol/L；或口服葡萄糖耐量试验中 2 小时血浆葡萄糖水平 $\geqslant 11.1$ mmol/L。

2. 糖尿病的症状与并发症　糖尿病的典型症状是"三多一少"，即多食、多饮、多尿和体重减轻。其并发症分为以低血糖与酮症酸中毒为代表的急性并发症，和包括血管病变所致的心、脑、肾、视网膜病变等重要脏器的损害和周围血管损伤。糖尿病对人们健康的影响主要在于其慢性并发症，它们是病人死亡的主要原因。下肢坏疽会造成残疾，糖尿病引起的视网膜病变和白内障会导致病人失明。

(四) 糖尿病病人的社区管理

1. 糖尿病的预防

(1) 建立良好的生活方式：生活有规律，戒烟限酒，参加体育锻炼，平衡膳食。

(2) 维持合适的体重：标准体重的简便计算方法是：女性标准体重(kg) = 身高(cm) - 105；男性标准体重(kg) = 身高(cm) - 100。凡是超过标准体重 10% 者为偏重，超过标准体重 20% 以上者为肥胖，低于 10% 者为偏瘦，低于 20% 者为消瘦。肥胖是糖尿病的危险因素，因此首先要预防超重与肥胖。预防肥胖主要为调整饮食结构和增加运动，以控制能量的摄入和增加能量的消耗。

2. 糖尿病病人的社区管理　内容根据《国家基本公共卫生服务规范(第 3 版)》的要求，糖尿病病人的社区管理包括以下内容：

(1) 筛查：社区卫生服务机构需对辖区内 35 岁及以上 2 型糖尿病病人进行规范社区管理。对工作中发现的 2 型糖尿病高危人群进行有针对性的健康教育，每年至少测量 1 次空腹血糖，并接受医务人员的健康指导。

(2) 随访评估：对确诊的 2 型糖尿病病人，每年提供 4 次免费空腹血糖检测，至少进行 4 次面对面随访。随访内容包括：①测量空腹血糖和血压，并评估是否存在危急情况，如出现血糖 $\geqslant 16.7$ mmol/L 或血糖 $\leqslant 3.9$ mmol/L；收缩压 $\geqslant 180$ mmHg 和/或舒张压 $\geqslant 110$ mmHg；有意识或行为改变、呼气有烂苹果样丙酮味、心悸、出汗、食欲减退、恶心、呕吐、多饮、多尿、腹痛、有深大呼吸、皮肤潮红；持续性心动过速(心率超过 100 次/分钟)；体温超过 39℃ 或有其他的突发异常情况，如视力骤降、妊娠期及哺乳期血糖高于正常等危险情况或存在不能处理的其他疾病时，须在处理后紧急转诊。对于紧急转诊者，乡镇卫生院、村卫生室、社区卫生服务中心(站)应在 2 周内主动随访转诊情况；②若不需紧急转诊，询问上次随访到此次随访期间的症状；③测量体重，计算体质指数(BMI)，检查足背动脉搏动；④询问病人疾病情况和生活方式，包括心脑血管疾病、吸烟、饮酒、运动、主食摄入情况等；⑤了解病人服药情况。

(3) 分类干预：①对血糖控制满意(空腹血糖值<7.0 mmol/L)、无药物不良反应、无新发并发症或原有并发症无加重的病人，预约进行下一次随访；②对第一次出现空腹血糖控制不满意(空腹血糖值 $\geqslant 7.0$ mmol/L)或药物不良反应的病人，结合其服药依从情况进行指导，必

要时增加现有药物剂量、更换或增加不同类的降糖药物，2周内随访；③对连续两次出现空腹血糖控制不满意或药物不良反应难以控制以及出现新的并发症或原有并发症加重的病人，建议其转诊到上级医院，2周内主动随访转诊情况；④对所有的病人进行针对性的健康教育，与病人一起制定生活方式改进目标并在下一次随访时评估进展。告诉病人出现哪些异常时应立即就诊。

（4）健康体检：对确诊的2型糖尿病病人，每年进行1次较全面的健康体检，体检可与随访相结合。内容包括体温、脉搏、呼吸、血压、身高、体重、腰围、皮肤、浅表淋巴结、心脏、肺部、腹部等常规体格检查，并对口腔、视力、听力和运动功能等进行粗测判断。

（五）社区糖尿病病人的健康指导

1. 饮食指导　合理饮食是糖尿病治疗的一项基础措施，无论糖尿病的类型、病情轻重、是否用药物治疗，都必须持之以恒，严格执行饮食控制。饮食指导的原则包括：①根据病人的实际需求（体重、劳动强度等）合理控制总热量，以维持理想体重为原则；②蛋白质、脂肪、糖类的比例合理，帮助病人均衡各种营养素的摄入；③合理配餐，定时定量，少食多餐，以减少单次餐后胰岛 B 细胞负担。④对于使用胰岛素治疗者，可在两餐间或睡前加餐，以防低血糖的发生。

2. 运动指导　运动可增加病人心肺功能和改善体内新陈代谢，纠正血糖、血脂代谢紊乱，预防和减少糖尿病慢性并发症，降低致残率。糖尿病伴有严重眼病、肾病、糖尿病足、神经病变、心力衰竭、严重心律失常、严重高血压及各种急性感染、急性代谢紊乱时暂不宜运动。

（1）运动原则：根据个体情况，循序渐进，逐渐增强，避免剧烈运动，不能过于疲劳。运动前做一次全面的体检，制订合理的运动计划。

（2）运动锻炼的方式：糖尿病病人可选择任何一种运动，但以低至中等强度的持续、有序、有度的有氧运动方式为佳。可选择快步走、慢跑、骑车、游泳、健身操、跳舞、打球、打太极拳等，也可选择训练器训练肌力、肌肉耐力等。

（3）运动注意事项：运动不宜在空腹时进行，开始阶段应随身带一些糖果、饼干，以防低血糖。时间宜每次 30~40 分钟，每周 3~5 次。糖尿病病人运动强度应相当于 70%~80% 的最大心率，或运动后即时心率为 170-年龄（次/min）。

3. 用药指导　使病人了解常用药物的作用和副作用，遵医嘱正确用药。如需注射胰岛素，则教会病人如何正确注射和药物保存方法及如何避免低血糖的发生等。

4. 自我监测　糖尿病是终身性疾病，需长期坚持药物治疗、饮食治疗及运动治疗，控制好血糖，预防和延缓慢性血管性并发症，如动脉硬化、糖尿病性视网膜病变、糖尿病肾病等；同时避免一些诱发因素，避免发生酮症酸中毒、急性心脑血管意外、低血糖等急性并发症。外出随身带糖尿病急救卡，以备应急。糖尿病病人应定期体检，查血压、血脂、血糖、体重、视力、听力、视网膜等，注意心脑血管并发症的发生。此外，糖尿病病人易发生皮肤及腔道的感染而加重病情，因此要保持环境的清洁，注意个人卫生，防止皮肤受伤，特别要防止呼吸道、泌尿道和会阴部的感染。

5. 监测血糖　指导病人及家属掌握监测血糖的重要性及测定技术，了解糖尿病控制良好的标准，如空腹血糖应 <7.0 mmol/L，餐后 2 小时血糖 <10 mmol/L。

第六章PPT

第七章

社区康复护理

识记

1. 能正确陈述社区康复和社区康复护理的概念。

2. 能正确列举社区康复护理的服务对象、工作内容。

理解

能举例说明社区康复护理的原则和内容。

运用

1. 能运用康复护理评定方法配合康复医生对社区脑卒中、重性精神障碍病人进行功能障碍评定。

2. 能运用本章所学知识为社区脑卒中病人、脊髓损伤病人、重性精神障碍病人提供康复护理和社区管理。

社区康复是 1976 年世界卫生组织（WHO）提出的一种新的、有效的、经济的康复服务模式，现已成为我国开展残疾人康复服务的基础，而且也是我国推动实现残疾人"人人享有康复服务"，促进残疾人康复的主要方式。社区康复护理也是社区康复医学的重要组成部分，其开展的范围和实施的质量直接影响社区残疾人和老年病人的康复水平和生活质量。

第一节　社区康复概述

一、康复和社区康复的概念

（一）相关概念

1. **康复**　康复一词最早源于拉丁语，有"重新获得能力""恢复原来的良好状态"以及"复原""恢复"的含义。WHO 将康复定义为："综合协调地应用医学的、社会的、教育的、职业的各种措施，以减轻伤残者的身体、心理和社会功能障碍，使其得到整体康复而重返社会"。康复可以分为医疗康复、教育康复、康复工程、社会康复和职业康复等。

2. **康复医学**　康复医学是具有基础理论、评定方法及治疗技术的独特医学学科，是医学的一个重要分支，是促进病、伤、残者康复的医学。它以功能障碍的恢复为目标，以团队合作为基本工作模式，研究有关功能障碍的预防、评定和处理(治疗、训练)等问题，与保健、预防、临床共同组成综合医学。

3.社区康复　社区康复(CBR)是康复的重要途径之一。WHO 对社区康复的界定是："社区康复是为社区内所有伤残者康复、机会均等、减少贫困及增加社会包容性的社区发展的一种战略。社区康复通过伤残者自己、家庭、残疾人组织、社区以及相关的政府和非政府的卫生、教育、职业、社会机构和其他服务的共同努力，以促进社区康复项目的完成"，社区康复被看作一个战略，致力于解决世界各国伤残者在其社区中的需要。

二、社区康复护理

(一)概念

1.康复护理　是护理人员在康复过程中为了协助残疾者克服身心障碍而进行的护理活动。其目的是在给病人进行心理支持的基础上，进行指导、训练，并教会他们如何从被动接受他人的照料过渡为自我照顾。

2.社区康复护理　是指在社区康复过程中，根据总的康复医疗计划，围绕全面康复目标，针对社区中病、伤、残者进行生理、心理、社会诸方面的康复指导，使他们主动地坚持康复训练，减少残疾的影响，预防继发性残疾，以达到最大限度的康复。社区康复护理的精髓在于"社区组织、社区参与、社区训练、社区依靠、社区受益"。

(二)社区康复服务方式

WHO 将康复的主要途径分为三类，分别是机构康复、上门康复服务和社区康复。

1.机构康复(IBR)　包括综合医院中的康复医学科(部)、康复门诊、专科康复门诊及康复医院(中心)、专科医院(中心)以及特殊的康复机构等。有较完善的康复设备，有经过正规训练的专业人员，工种齐全，有较高专业技术水平，能解决病、伤、残者各种康复问题。机构康复服务水平高，但收费也较高，病、伤、残者必须到机构方能接受康复服务，降低了经济困难人群、行动困难人群获得康复服务的可能性。

2.上门康复服务(ORS)　具有一定水平的康复人员走出康复机构，到病、伤、残者家庭或社区进行康复服务，但服务数量和内容均有一定限制。

3.社区康复(CBR)　依靠社区资源(人、财、物、技术)为本社区病、伤、残者服务，强调社区、家庭和个人的共同参与，以全面康复为目标，费用低、服务面广，有利于病、伤、残人员回归家庭和社会。促进社区康复是我国社区卫生服务的中心任务之一。

以上三类服务相辅相成，共同构筑完善的康复服务体系，为伤残者解决康复问题。

(三)社区康复护理的对象

1.残疾人　残疾人是指那些在心理、生理和人体结构上，某种组织、功能丧失或不正常，部分或全部失去了以正常方式从事某种活动能力的人。残疾人是社区康复护理的重点对象。

2.老年人　老年人作为社区康复护理的对象分为两类。一类，人体进入老年期后，自身生理功能退化，新陈代谢水平降低，会出现听力、视力功能减退，痴呆，行动不便等；另一类，老年人由于疾病，特别是心脑血管病、高血压、糖尿病、慢性骨关节疾病引起的功能障碍而致残疾。老年残疾人，在生活自理、经济收入、参与家庭和社会生活等方面能力下降，均存在着不同程度的康复需求。

3.慢性病病人　是指身体结构及功能出现病理改变，无法彻底治愈，需要长期的治疗护理和特殊康复训练的病人。现代康复医学认为：康复存在于疾病的发生、发展过程中，康复范围已扩大到精神疾病、智力残疾、感官残疾以及心肺疾病、癌症、慢性疼痛等，特别是这些疾病的病人以慢性病的形式表现出各种各样的障碍，在社区中，此类病人对康复护理的需求更为明显。

(四)社区康复护理的原则及内容

1.社区康复护理的原则

全面康复：按整体护理观实施康复护理，从生理、心理、职业和社会生活上进行全面的、整体的康复。

三级预防：在康复护理中，康复预防工作是一个重要组成部分，结合社区卫生工作任务，积极开展残疾的三级预防工作。

因陋就简，因地制宜：社区和家庭的康复训练方法应简单易行，训练技术要易于领会和掌握，训练的场地要因地制宜，利用社区和家庭资源创设康复的条件。训练的器材因陋就简，就地取材。

自我护理：是指在病人病情允许的情况下，通过社区护士的引导、鼓励、帮助和训练，使病人发挥其残余功能和潜在功能，以替代丧失部分的能力，使病人最终能部分或全部照顾自己，为病人重返社会生活创造条件。

2.社区康复护理的主要内容

社区康复护理应根据康复对象的不同康复需求，对其进行心理、生理、社会诸方面的康复护理，其内容包括以下几方面：

(1)普查社区内残疾人的基本情况：依靠社区的力量，开展社区状况调查及社区病、伤残人普查，了解病、伤残的类别、人数、程度、分布及因素，制订全面康复护理计划。

(2)配合和实施各种康复治疗活动：依靠社区力量，以基层康复站和家庭为基地，采用各种康复护理技术，开展康复训练，最大限度地恢复康复对象的生活自理能力，使康复对象的器官功能或肢体功能恢复或改善，防止继发性残疾，改善残疾人的生活自理能力和就业能力。

(3)对病人和家属进行健康教育和指导：建立和完善各种特殊教育系统，组织残疾儿童接受义务教育和特殊教育，对不同的康复护理对象，开展有针对性的康复知识的宣传教育活动，提高他们的康复保健意识，以促进康复目标的实现。

(4)给予心理支持：通过心理指导与治疗，帮助病人接受身体残障的事实。残障人员基本上要经历五个时期：震惊期、否认期、愤怒期、对抗独立期和适应期。社区护士首先要了解病人对残障的反应，以真诚关心的态度来面对他，带着同感去倾听病人的诉说。同时，还应及时为病人提供一些有关伤残的资料，如伤残的严重性、康复的可能性、康复治疗方法、如何配合等信息，并给予病人鼓励，使之感受到他是一个被完全接受的个体，协助病人顺利度过心理反应期，进入康复阶段。

(5)开展职业培训和参与环境改造：开展职业培训，进行就业辅导，协助解决残疾人的就业问题。环境改造即根据需要改变社区或家庭中对残疾人活动造成障碍的设施，如把台阶改变为平整的无障碍通道，去除门槛，在厕所安装扶手并设立残疾人厕位等，以方便残疾人活动。应评估护理对象的需要，参与设计改造环境与设施，指导病人正确使用。

第二节　社区康复护理技术与方法

◆ 一、康复护理环境

(一)环境改造

(1)居室环境：根据残疾者情况，创造有利于实现康复目标的家庭环境，如家庭物品或器材应便于残疾人使用，家庭设施摆放避免阻碍通行或伤害到残疾人，家庭需光线充足且通风情况良好等。

(2)社区环境：在社区环境中，设斜坡楼梯、平台等无障碍通道，以便轮椅的顺利通行；人行道应设置缘石坡道，宽度应至少 12 m；公共卫生间应设有残疾人厕位，并安装坐式便器等。

(二)日常生活活动能力训练

(1)饮食训练：根据病人的功能状态选择适当的餐具，进行体位改变、餐具使用等进餐姿势的训练。如训练和指导病人进餐的体位、抓握餐具方式、咀嚼和吞咽功能等。

(2)个人卫生训练：协助和训练病人在洗脸、洗手、洗澡、刷牙、漱口等方面的自理能力，以及训练病人拧毛巾、使用洗漱用品等的技术，并根据病人实际情况，设计相关的辅助器具。另外，指导病人进行穿脱衣服、鞋袜等训练，可设计特质衣服，使用摁扣、拉链、搭扣等，以方便使用。

(3)排泄功能训练：指导病人进行盆底肌训练、排尿习惯训练，诱发排尿反射，使用屏气法、手压法等措施协助病人恢复排尿功能。开展便秘、腹泻、失禁等排便功能训练。可帮助病人调节饮食结构，训练定时排便，建立正常排便规律。对于无力排便的病人，必要时可采取灌肠或蘸润滑剂等措施，消除或减少排便异常造成的身心不良影响。

(4)体位摆放、转换及移动：①体位摆放：根据临床护理和康复需要，协助或指导卧床病人将身体摆放成正确、舒适的体位。体位摆放宜在早期开展，且每隔 1~2 小时为病人变换体位一次。②体位转换：协助和指导病人床上翻身、床上移动，以及床-椅滑动。长期卧床病人坐起时，可能发生直立性低血压，指导坐位和坐位平衡训练。在病人能够自行坐稳且下肢肌力允许时，可行起立动作及立位平衡训练。另外，协助病人从轮椅转移到坐便器，训练其如厕转移。③移动训练：帮助病人学会移动时所需的各种动作，如扶持行走、独立行走、拐杖行走、上下楼梯等；根据病人情况按处方要求配置和使用轮椅，并协助和指导病人从床移到轮椅、从轮椅移到床上、在轮椅与厕所便器间转移等。

(5)家务活动训练：指导病人烹调配餐、使用电器、保持室内整洁及与社会的交往等。

(三)认知训练

协助社区康复医疗师，训练和指导病人开展记忆力、推理能力、计算能力、定向能力、理解力、注意力及其他改善和提高认知功能的康复训练。

(四)运动疗法

协助社区康复医疗师,训练和指导病人进行主动关节活动度、主动-辅助关节活动度及被动关节活动度等关节活动度训练,还有肌力训练、平衡训练、有氧训练等运动疗法。

除了以上训练以外,还可以协助社区康复医疗师,训练和指导病人进行美术疗法、音乐疗法及职业技能训练等。

第三节 常见伤、残、精神障碍者的社区康复护理

一、脑卒中病人的社区康复护理

(一)脑卒中概述

1. 概念 脑卒中又称脑血管意外,是指急性起病,迅速出现由于脑局部血液循环障碍所致的神经功能缺损的一组综合征。可分为出血性脑卒中和缺血性脑卒中,其中前者占10%~15%,后者占75%~90%,为我国成年人致残和致死的首位原因。

2. 主要功能障碍 脑卒中后造成的功能障碍主要有运动功能障碍、感觉功能障碍、言语功能障碍、吞咽功能障碍、认知功能障碍等,可导致日常生活活动能力下降从而影响病人生活。此外,还可能出现各类并发症,如废用综合征、肢体挛缩、异位骨化、深静脉血栓、肩手综合征和感染等。

3. 社区康复目标 不同时期的脑卒中病人其康复目标有所不同。对于未完成医学康复的病人,其社区康复的目标在于进一步改善其功能状况,提高生活自理能力,争取早日重返家庭和社会;对于已完成了医学康复的病人,主要目标在于充分利用社区资源,改造家庭和社区环境,以利于无障碍生活,提高其独立生活能力,同时促进赋能,根据病人意愿,促进其在教育、职业和社会功能方面的发展。

(二)脑卒中病人的康复护理评定方法

脑卒中病人由于病变性质、部位、大小等不同,可能单独发生一种或同时发生多种障碍。偏瘫和失语是脑血管意外病人最常见的功能障碍,其常见功能障碍的评定方法有脑损伤严重程度评定法(如格拉斯哥昏迷量表)、运动功能评定法(如 Brunnstrom 肢体运动功能评定法和 Ashworth 痉挛评定量表)、平衡功能评定法(如三级平衡检测法和 Berg 平衡评定量表)、日常生活活动能力评定法(如 Barthel 指数评定量表)、生存质量评定法(如健康状况 SF36)及其他感觉功能评定、认知功能评定、失语症评定、构音障碍评定和心理评定等方法。

1. 运动功能评定

(1)肌张力的评定:修订的 Ashworth 痉挛评定量表是目前常用的较简单、易于掌握的肌张力评定量表(表7-1)。

表 7-1　Ashworth 痉挛评估表

级别	特征	表现
0	无肌张力增加	
I	肌张力轻微增加	进行被动关节屈伸时，在关节活动之末（即在肌肉接近最长位置时）出现突然的卡住，然后释放或出现最小的阻力
I +	肌张力轻度增加	进行被动关节屈伸时，在关节活动范围 50% 之内出现突然的卡住，当继续把被动关节活动评定进行到底时，始终有小的阻力
II	肌张力增加较明显	在被动关节活动的大部分范围内均感觉到肌张力增加，但受累部分的活动仍较容易
III	肌张力严重增高	被动活动患侧肢体整个关节活动范围内有阻力，活动比较困难
IV	僵直	僵直于屈或伸的某一位置，阻力很大，被动活动十分困难

（2）肢体运动功能评定：Brunnstrom 6 阶段评估法是目前应用较为普遍的肢体运动功能评定方法表（表 7-2）。

表 7-2　Brunnstrom 6 阶段评估法

分期	特点	上肢	手	下肢
I	无随意运动引出	无任何运动	无任何运动	无任何运动
II	引出联合反应、共同运动	仅出现协同运动模式	仅有极细微的屈曲	仅有极少的随意运动
III	随意出现的共同运动	可随意发起协同运动	可有勾状抓握，但不能伸指	在坐和站立位上，有髋、膝、踝的协同性屈曲
IV	共同运动模式打破，开始出现分离运动	出现脱离协同运动的活动：肩 0°、肘屈 90° 的条件下，前臂可旋前旋后；肘伸直的情况下，肩可前屈 90°；手背可触及腰骶部	能侧捏及松开拇指，手指有半随意的小范围伸展	在坐位上可屈膝 90° 以上，足可向后滑动到椅子下方，在足跟不离地的情况下踝能背屈
V	肌张力逐渐恢复，有分离精细运动	出现相对独立于协同运动的活动：肘伸直时肩可外展 90°；肘伸直，肩前屈 30°～90° 时，前臂可旋前旋后；肘伸直，前臂中立位，上肢可举过头	可做球状和圆柱状抓握，手指同时伸展，但不能单独伸展	健腿站，患腿可先屈膝，后伸髋；伸膝下，踝可背屈
VI	运动接近正常水平	运动协调近于正常，手指指鼻无明显辨距不良，但速度比健侧慢（≤5 秒）	所有抓握均能完成，但速度和准确性比健侧差	在站立位可使髋外展到抬起该侧骨盆所能达到的范围；在坐位伸直膝可内外旋下肢，合并足内外翻

2.平衡评定

（1）三级平衡评定：①一级平衡，静态平衡。被测试者在不需要帮助的情况下能维持所要求的体位；②二级平衡，自动态平衡。被测试者能维持所要求的体位，并能在一定范围内主动移动身体重心后仍维持原来的体位；③三级平衡，他动态平衡。被测试者在受到外力干扰而移动身体重心后仍恢复并维持原来体位。

（2）Berg平衡评定：是脑血管意外康复临床与研究中最常用的量表，共有14项检测内容，包括：坐→站；无支撑站立；足着地，无支撑坐位；站→坐；床→椅转移；无支撑闭眼站立；双足并拢，无支撑站立；上肢向前伸；从地面拾物；转身向后看；转体360°；用足交替踏台阶；双足前后位，无支撑站立；单腿站立。每项评分0~4分，满分56分，得分高表明平衡功能好，得分低表明平衡功能差，低于40分表明有跌倒的危险。

3.日常生活活动能力（ADL）评定 ADL评定是对病人独立生活能力及残损状况进行测定，常用Barthel指数评定（表7-3）。

表7-3 Barthel指数

项目	自理	部分帮助	极大帮助	完全依赖
进食	10	5	0	0
洗澡	5	0	0	0
修饰	5	0	0	0
穿衣	10	5	0	0
大便控制	10	5（偶尔能控制）	0	0
小便控制	10	5（偶尔能控制）	0	0
如厕	10	5	0	0
床椅转移	15	10	5	0
平地走45 m	15	10	5（或用轮椅）	0
上下楼梯	10	5	0	0

注：ADL能力缺陷程度判定标准：0~20分极严重功能缺陷；20~45分严重功能缺陷；50~70分中度功能缺陷；75~95分轻度功能缺陷；100分自理。

ADL自理程度判定标准：0~35分基本完全辅助；35分床上自理水平；35~80分轮椅生活部分辅助；80分轮椅自理水平；80~100分大部分自理；100分完全自理。

4.生存质量评定 根据世界卫生组织的标准，生存质量的评定至少应包括6个方面，即身体机能、心理状况、独立能力、社会关系、生活环境、宗教信仰与精神寄托。常见的评定方法包括访谈法、自我报告、观察法及量表评定法。常用的评定量表包括世界卫生组织生存质量评定量表（WHOQOL-100量表）、健康状况SF36及健康生存质量表等。

5.其他功能障碍的评定 包括感觉功能评定、认知功能评定、失语症评定、构音障碍评定和心理评定等。

（三）脑卒中病人的社区康复管理内容

社区康复管理的各项措施可以实现脑血管意外的三级预防，是预防脑血管意外致残的重要手段和有效途径。

(1)社区康复一级预防——健康教育。加强早期干预,使社区人群了解脑血管疾病的危险因素,改变原来的不良生活习惯与行为,可以降低脑血管意外的发生率。社区护士可采用专题讲座、宣传手册和板报等多种方式,在社区开展关于脑血管疾病预防的健康教育,此属于脑血管意外的一级预防。

(2)社区康复二级预防——高危人群的干预。高血压是脑血管疾病最重要的危险因素,控制血压是预防脑血管意外的重要措施之一。此外,心脏病、冠心病、糖尿病、吸烟和高血脂等也是脑血管疾病的高危因素,社区护士可通过定期监测体重、血压、血脂、血糖等指标对社区居民进行筛查,以早期发现高危人群和可疑人群,做到早发现、早诊断、早治疗,此为脑血管意外的二级预防。

(3)社区康复三级预防——病人随访与指导。对社区脑血管意外病人建立个人健康档案和家庭档案,通过定期随访,指导病人积极治疗和进行康复锻炼,帮助树立战胜疾病的信心,尽可能减少后遗症和并发症的发生,如定期评估病人功能状况、精神状况和用药情况,与病人和家属共同制订康复计划,指导其掌握常用康复护理技术,鼓励家属支持并配合病人进行康复治疗,预防复发,提高病人生活质量等。

(四)社区脑卒中病人的康复护理措施

社区脑卒中病人的康复护理措施包括软瘫期、痉挛期、恢复期及后遗症期康复护理。

(1)软瘫期的康复护理:在不影响临床抢救、不造成病人病情恶化的前提下,应及时介入康复护理措施,以预防并发症以及继发性损害的发生。此期主要康复护理内容包括抗痉挛体位,主要有健侧卧位、患侧卧位及仰卧位;协助病人实施患肢全关节被动运动,以防关节挛缩,以及对于能完成主动运动的病人,通过各种徒手操、器械练习等,促使肩胛带和骨盆带的功能恢复。注意在软瘫期能完成主动运动的病人应在床上进行主动运动,要循序渐进,幅度从小到大,每次活动范围应在达到最大可能范围后再稍用力超出并协助病人实施翻身训练、桥式运动;对患肢进行按摩可促进血液、淋巴回流,防止和减轻水肿,同时也是一种运动-感觉刺激,有利于运动功能恢复。

(2)痉挛期的康复护理:此期的康复护理重点加强偏瘫肢体的主动活动,并与日常生活活动相结合。训练和指导病人进行抗痉挛训练、患肢的功能训练、坐位及坐位平衡训练、立位及立位平衡训练等。

(3)恢复期康复护理:此期的康复护理目标是进一步进行选择性主动运动和运动速度的恢复,掌握日常生活活动技能,提高生活质量。协助指导病人实施上肢和手功能及下肢功能训练,以及日常生活活动技能训练。

(4)后遗症期康复护理:指导病人继续训练和利用残余功能,使用健侧肢体代偿部分患侧肢体的功能,同时指导家属尽可能改善病人的周围环境,以实现最大程度的生活自理。

二、脊髓损伤病人的社区康复护理

(一)脊髓损伤概述

1.概念　脊髓损伤是由于外伤或疾病等因素引起的脊髓结构和功能的损害,导致损伤水平以下运动、感觉和自主神经功能障碍。颈椎损伤造成上肢、躯干、下肢及骨盆功能损害时称为四肢瘫；胸段以下脊髓损伤造成躯干及下肢瘫痪而未累及上肢时称为截瘫。按病因可分为两类。一类为外伤性脊髓损伤，占90%，如道路交通事故、坠落和暴力导致的创伤等；另一类为非外伤性脊髓损伤，包括先天性病因及获得性病因。先天性病因如脊柱侧弯、脊柱裂等；获得性病因如感染、肿瘤等。

2. 主要功能障碍

(1)运动功能障碍：主要表现为肌力、肌张力和反射的改变。①肌力改变：主要表现为脊髓损伤平面以下肌力减退或消失，造成自主运动功能障碍。②肌张力改变：主要表现为脊髓损伤平面以下肌张力的增高或降低，影响运动功能。③反射功能改变：主要表现为脊髓损伤平面以下反射消失、减弱或亢进，出现病理反射。

(2)感觉功能障碍：主要表现为脊髓损伤平面以下感觉(痛温觉、触压觉及本体觉)的减退、消失或感觉异常。感觉障碍呈不完全性丧失，病变范围和部位差异明显的，称为不完全性损伤；损伤平面以上可有痛觉过敏，损伤平面以下感觉完全丧失，包括肛门周围的黏膜感觉也丧失，称为完全性损伤。

(3)括约肌功能障碍：①膀胱功能障碍，损伤早期，膀胱无充盈感，无张力性神经源性膀胱，充盈过度时出现尿失禁；若膀胱逼尿肌无收缩或不能放松尿道外括约肌，则出现排尿困难，出现尿潴留。②直肠功能障碍，因结肠反射缺乏，肠蠕动减慢，导致排便困难，称为神经源性大肠功能障碍；排便反射破坏，发生大便失禁，称为弛缓性大肠功能障碍。

(4)自主神经功能障碍：颈脊髓损伤后，全身交感神经均被切断。表现为排汗功能和血管运动功能障碍，出现高热、心动过缓、体位性低血压、皮肤脱屑及水肿、角化过度等。

(5)并发症：泌尿系统感染、异位骨化、深静脉血栓、关节挛缩、压力性损伤及疼痛等。

3. 社区康复目标　　许多与脊髓损伤相关的结果不是由病症本身造成，而是由于缺乏足够的医疗保健和康复服务，以及由于身体条件、社会和政策环境方面的障碍，使脊髓损伤者无法参与社区生活。因此，提高脊髓损伤病人的生活质量成为医疗护理人员关注的新问题，康复护理不仅是急性期的及早介入，更是病人恢复期的主要医疗手段。

(二)康复护理评定

1. 神经功能评定

(1)损伤平面：通过身体两侧10组关键肌肌力检查和28对关键点的感觉检查确定运动损伤平面和感觉损伤平面，脊髓损伤病人的功能恢复通常以运动平面为依据。

1)运动平面：指身体两侧具有正常运动功能的最低节段。由于邻近节段对同一肌肉的重叠支配，如果某节段支配的关键肌肌力在3级，而下一肌节的关键肌肌力为0级，上一个关键肌肌力基本正常(肌力≥4级)，则可判断损伤在该节段。

2)感觉平面：指身体两侧具有正常针刺觉锐/钝区分和轻触觉的最低脊髓节段。确定感觉平面时，须从C_2节段开始检查。若C_2感觉异常，而面部感觉正常，则感觉平面为C1。感觉检查时，由于左右两侧的感觉平面可能不一致，因此需要分别评估。

3)神经损伤平面：指身体两侧有正常感觉和运动功能的最低脊髓节段，该平面以上感觉和运动功能正常。由于身体两侧的感觉、运动检查正常的神经节段常常不一致，因此，在确定神经平面时，需要确定四个不同的节段，即左侧感觉，右侧感觉，左侧运动，右侧运动，单个神经损伤平面为这些平面中的最高者。

（2）损伤程度：美国脊髓损伤协会对损伤程度是以最低骶节（$S_4 \sim S_5$）有无残留功能进行分级，骶部感觉功能包括刺激肛门皮肤黏膜交界的感觉及肛门深感觉，运动功能是指肛门指诊时肛门处括约肌的自主收缩（表 7-4）。

表 7-4　ASIA 损伤分级

级别	损伤类型	运动感觉功能
A	完全性	鞍区 $S_4 \sim S_5$ 无任何感觉或运动功能保留
B	不完全性感觉损伤	神经平面以下包括鞍区 $S_4 \sim S_5$ 无运动但有感觉功能保留，且身体任何一侧运动平面以下无三个节段以上的运动功能保留
C	不完全性运动损伤	神经平面以下有运动功能保留，且单个神经损伤平面以下超过一半的关键肌肌力小于 3 级（0~2 级）
D	不完全性运动损伤	神经平面以下有运动功能保留，且 NLI 以下超过一半（一半或更多）的关键肌肌力大于或等于 3 级
E	正常	感觉与运动功能正常且病人既往有神经功能障碍，则为 E 级；既往无 SCI 者不能评为 E 级

2. 运动功能评定　ASIA 采用徒手肌力测定，从上到下检查身体两侧各自 10 个肌节中的关键肌（表 7-5）进行肌力评定；采用 Ashworth 痉挛评定量表进行痉挛评定。

表 7-5　徒手肌力评定法

级别	标准	相当于正常的比例/%
0	无可测知的肌肉收缩	0
1	有轻微肌肉收缩，但不能引起关节活动	10
2	解除重力的影响，能完成全关节活动范围的活动	25
3	能抗重力完成关节全范围运动，但不能抗阻力	50
4	能抗重力及轻度阻力，完成关节全范围运动	75
5	能抗重力及最大阻力，完成关节全范围运动	100

3. 感觉功能评定　采用 ASIA 的感觉指数评分进行评定。检查身体两侧各自的 $C_2 \sim S_5$ 共 28 个节段的关键感觉点的痛觉（针刺）和轻触觉，感觉正常得 2 分，异常得 1 分，消失为 0 分，NT 表示无法检查。每侧、每点、每种感觉最高为 2 分。一侧感觉最高为 56 分。左右两侧共 112 分，两种感觉得分之和最高可达 224 分，分数越高表示感觉越接近正常。

4. ADL 评定　可采用 Barthel 量表和功能独立性评定量表进行评定。

5. 心理社会状况评定　包括个人生活满意度、精神状态、心理活动和承受力等，其中情绪状态可采用汉密尔顿焦虑量表和汉密尔顿抑郁量表进行评定。

(三)康复护理措施

1.卧床病人的体位摆放　正确的体位摆放有利于保持骨折部位的正常排列,且是预防压力性损伤、关节挛缩及抑制痉挛的重要措施。

2.体位变换　是防止压力性损伤和肢体挛缩的有效方法,变换时应注意维持脊柱的稳定性,避免在床上拖动,以免损伤皮肤。

(1)独立翻身:有条件的病人,可采用伸肘摆动法翻身。

(2)利用布带翻身:布带系于床栏或床架上,腕部勾住带子,用力屈肘带动身体旋转,同时将另一侧上肢摆向翻身侧,松开带子,位于上方的上肢前伸,完成翻身。

3.从卧位到坐位　躯干具备柔软性和至少一侧上肢具备伸展功能是完成独立坐起的基本条件。C_7及以下水平损伤的病人可以从仰卧位直接坐起,C_6损伤的病人需要翻身至侧卧或俯卧位后再坐起。

(1)四肢瘫病人从仰卧位坐起:①将双肘放在离身体稍远的两侧并向下压,向前屈头和肩。②将肘移近身体,抬高上半身,支持头和肩向前。③身体靠向左肘并保持平衡。④将右上肢放到身后并伸直。⑤将左臂放在身后并伸直。⑥将头和肩向前屈使身体向前挺直坐起。

(2)截瘫病人坐起:①双上肢同时用力向一侧摆动,躯干转向一侧。②一只手和对侧肘支撑床面,伸展肘关节,由手支撑移动至坐位。

(3)借助辅助用具坐起:有条件时,可在床上方系悬吊带或在床尾系绳梯,病人通过拉吊带或绳梯坐起。

4.从轮椅到床是病人生活自理的关键动作。

(1)前方转移法:适用于四肢瘫和上位胸髓损伤的病人。①病人将轮椅移至下肢能抬起放至床上的位置。②刹闸,脱下鞋子,将双下肢放于床上。③将轮椅再推向前靠近床。④双手支撑将身体移至床上。

(2)侧方转移法:较常用的方法。病人将轮椅侧方靠近床旁,将双下肢放于床上,利用支撑动作将臀部移至床上。

(3)斜向转移法。

5.行走和上下台阶训练。

6.ADL训练的护理　指导和协助病人进行床上活动、进餐、洗漱、更衣、排泄等日常生活活动。

7.常见并发症的预防与康复护理　SCI病人由于卧床时间长、运动受限等原因,常发生如压力性损伤、排尿障碍、排便障碍等并发症。

(四)社区康复预防

1.健康教育　加强社区居民脊髓损伤预防与院前急救的健康教育,以降低损伤风险和院前急救过程中造成的二次损伤概率。可通过多种宣传途径使居民了解脊髓损伤的严重后果,掌握可疑脊髓损伤病人的移动、固定和搬运等院前急救方法。

2.高危人群的干预　对从事高危行业的人群进行安全教育和急救知识培训,积极防范事故发生;对有结核、肿瘤、畸形等脊柱、脊髓病变的病人加强干预,鼓励积极治疗,防止病变造成的脊髓损伤。

3. 病人随访 对社区脊髓损伤病人建立个人档案和家庭档案,定期随访。指导居家环境改造,以利于截瘫病人的康复训练和日常生活,如安装呼叫器,安装防摔、防撞装置等;定期对病人功能障碍进行评估,并进行功能训练指导,传授康复训练技术与自我护理技巧,鼓励病人树立战胜疾病的信心等。

三、重性精神障碍病人的社区管理及康复护理

(一)概念

1. 精神障碍 指大脑机能活动发生紊乱,导致认知、情感、行为和意志等精神活动不同程度障碍的总称。精神障碍持续一年以上未痊愈,由于存在认知、情感和行为障碍,以致影响其日常生活和社会参与,临床上称为慢性精神病,从社会保障和社会福利角度则称为精神残疾。

2. 精神康复 指联合和协同应用医学方法、社会干预、教育和职业训练等方法,消除精神症状,使缺损的社会功能得以恢复。精神康复的形式包括相互联系的医院康复和社区康复。

3. 精神障碍社区康复 指以社区为基础的康复,利用和开发社区资源,将精神障碍病人及家庭和社区视为一个整体,采取一切措施,预防精神障碍的发生和促进精神障碍病人的康复。

视频:重性精神障碍病人的社区管理与康复护理

(二)康复护理措施

1. 基础护理 对病人进行全面评估,协助病人做好生活基础护理。

(1)饮食护理:注意维持营养均衡。对于不愿进食的病人,应根据不同的原因,诱导其进食;而对于暴食、抢食的病人,应安排其单独进食并控制食量。

(2)睡眠护理:为病人创造良好的睡眠环境,房间布置简单、光线柔和、温度适宜,床铺整洁、舒适;制定适宜的作息时间;睡前忌服兴奋性饮料(酒、浓茶),尽量避免参加容易引起兴奋的谈话或活动;有失眠现象发生时,应寻找原因,及时给予安慰和帮助。

(3)排泄护理:病人因疾病可能有饮食不正常,活动量减少的生活方式,同时又服用抗精神病药物,可能发生排尿或排便障碍。应经常指导家属观察病人的排泄情况,如有异常,应及时寻找原因进行处理。

2. 用药护理 与家属合作做好病人的用药管理。病人在患病期间一般无自知力,不承认自己有病,常常拒绝服药,指导家属应耐心劝说。药物由家属保管,口服药物应有专人督促检查,确保病人把药服下,必要时检查病人口腔(舌下或牙缝),以防病人藏药。对病人家属进行健康教育,使其了解药物不良反应,并通过家庭访视,了解病人服药情况、治疗效果,及时给予合理化建议以提高服药依从性。

3. 安全护理 病人受疾病的影响会产生幻觉、妄想等,可能出现伤害自己或他人的行为。因此应特别注意创造一个安全的社区、家庭环境。尽量不与病人争辩,减少外界环境的刺激;避免病人接触剪刀、火、绳子等危险物品,尽量避免让病人单独留在家里。病情严重时,建议并协助亲属将病人送医院治疗。

4. 社会功能康复训练 在对病人进行药物治疗的同时,应对病人进行生活技能的康复训

东；营造良好的社区氛围，理解、接纳和支持病人，鼓励病人多与他人交往，适当参加社会活动，防止社会功能的衰退；开展生活技能、基本职业技能、人际交往能力的训练，促进病人早日回归社会。

5. **心理支持** 与病人及其家属建立良好的护患关系，通过电话随访、家庭访视等方式，根据家庭成员的文化程度及心理状态进行针对性心理疏导，使家庭成员适应角色转变，建立正确的应对方式。

(三) 社区康复管理

社区康复服务是精神障碍病人恢复生活自理能力和社会适应能力，最终摆脱疾病、回归社会重要途径，是多学科、多专业融合发展的社会服务，是适合我国国情的一种康复形式。精神障碍病人在疾病恢复期及缓解期可以回归家庭。对回归家庭及社区的精神分裂症病人应进行统一管理，以利于早期发现疾病复发先兆，及时处理。

(1)信息管理：为辖区内新发现的重性精神障碍病人建立一般居民健康档案，并按要求填写重性精神疾病病人个人信息补充表。积极与家属和原治疗单位取得联系，获取疾病诊疗相关信息，在有可能的情况下为病人进行一次全面评估，完善健康档案相关内容。

(2)随访服务：①基本原则，与国家基本公共卫生服务项目中的严重精神障碍病人管理服务工作相结合，由基层医疗卫生机构精防人员或签约家庭医师在精神科医师的指导下，对辖区内有固定居所并连续居住半年以上的病人开展随访服务。鼓励有条件的精神卫生医疗机构承担辖区病人社区随访服务。对首次随访和出院病人，应当在获取知情同意或获得医院转介信息后的10个工作日内进行随访。②形式，包括面对面访谈(预约随访人到门诊就诊、家庭访视等)和电话随访。③内容及频率，包括危险性评估、精神症状、服药情况、药物不良反应、社会功能、康复措施、躯体情况、生活事件等。随访结束后及时填写严重精神障碍病人随访服务记录表，于10个工作日内录入信息系统。基层医疗卫生机构应当按照国家有关要求，每年对病人进行1~2次健康体检，必要时增加体检次数。

(3)分类干预：根据《严重精神障碍管理治疗工作规范(2018版)》，根据病人危险性分级、社会功能状况、精神症状评估、自知力判断，以及病人是否存在药物不良反应或躯体疾病情况，将病人分为病情稳定、基本稳定和不稳定3大类，进行分类干预，并依据病情变化及时调整干预措施。

1)病情稳定者：危险性评估为0级，且精神症状基本消失、自知力基本恢复，社会功能处于一般或良好，无严重药物不良反应、躯体疾病稳定、无其他异常的病人。社区门诊继续执行精神卫生医疗机构制定的治疗方案，3个月时随访。

2)病情基本稳定者：危险性评估为1~2级或精神症状、自知力、社会功能状况至少有一方面较差者。社区医生在判断影响病情的原因及规范处理的基础上，2周时随访，若处理后病情趋于稳定者，3个月时随访；未达稳定者，应建议其到精神卫生医疗机构复诊，1个月时随访。

3)病情不稳定者：危险性评估为3~5级或精神症状明显、自知力缺乏、有严重药物不良反应或严重躯体疾病者。精防人员在做好自身防护的前提下，必要时报告当地公安机关关爱帮扶小组，2周内随访。对于未能住院或转诊的病人，联系精神科医师进行应急医疗处置，并在村(居)委会成员、民警的共同协助下，至少每2周随访1次。

如病人既往有暴力史、有滥用酒精(药物)、被害妄想、威胁过他人、表达过伤害他人的想法、有反社会行为、情绪明显不稳定或处在重大压力之下等情况，应增加随访频次。

（4）健康体检：依据病人病情，在监护人和病人本人同意后，对病人每年进行一次健康体检，检查项目包括一般体格检查、体重、血压、血糖、血常规、肝功能、肾功能检查等。

第七章PPT

第八章

流行病学方法在社区护理中的应用

学习目标

识记

1. 能正确陈述流行病学的定义及内涵。

2. 能正确陈述三级预防的内容。

3. 能正确列举传染病的流行特点。

理解

1. 能列举描述疾病流行强度、地区分布和时间分布。

2. 能举例说明流行病学在社区护理中的应用。

3. 能举例说明社区护士在传染病预防和控制中的职责。

运用

1. 能运用适当的流行病学指标评价社区的健康状况。

2. 能正确评价社区人群的健康水平，发现其健康问题，同时结合常用的流行病学方法，形成初步的科研课题及思路。

3. 能对社区常见传染病病人的家庭访视进行科学管理。

流行病学是研究人群健康与疾病的分布规律，提出并评价防护措施的一门重要应用学科，也是逻辑性很强的科学研究方法。为有效地开展社区护理服务，社区护士必须借助流行病学的原理和方法去了解社区人群健康状况及变化规律，分析环境因素对健康的影响，采取有效的防治措施，并正确评价社区护理措施的效果。

第一节 流行病学概述

一、流行病学的定义及其相关概念

视频：社区中常用的
流行病学方法

(一)定义

流行病学是研究人类疾病频率分布及其决定因素的科学。我国学者在多年实践的基础上，提炼出来的流行病学定义为："流行病学是研究疾病和健康状态在人群中的分布及其影响因素，以及制定和评价预防、控制和消灭疾病及促进健康的策略与措施的科学"。

该定义的基本内涵有 4 点：①研究对象是人群；②研究内容包括健康状态和各种疾病状态；③重点是研究疾病和健康状态的分布及其影响因素；④最终目的是为控制和消灭疾病及促进健康提供科学的决策依据。

(二)相关概念

流行病学对于疾病的描述主要包括 4 个方面：疾病的流行强度、地区分布、时间分布和人群分布。

1. 散发　指某病在某地区人群中呈历年的一般发病率水平，病例在人群中散在出现，病例之间无明显联系。散发用于描述较大范围(如区、县以上)人群的某病流行强度。确定是否散发，一般与同一地区、同一疾病前三年的发病率水平作比较，如当年的一般发病率未超过历年一般发病率水平时为散发。

2. 流行　指某地区、某病在某时间的发病率显著超过历年该病的散发发病率水平。流行与散发是相对比较的流行强度的指标，只能用于同一种疾病在同一个地区不同时间的历年发病率之间的比较。有时某病的流行在短期内迅速越过省界，波及全国甚至跨越国界、洲界而形成世界大流行，如流感、霍乱就曾多次形成世界性大流行。

3. 大流行　是指某病在短时间内迅速蔓延，发病率大大超过该地区的流行水平，流行范围短期内就可超过省界、国界甚至洲界，从而形成大流行。如流行性感冒、霍乱等，历史上曾多次发生世界大流行。

4. 暴发　指在一个局部地区或集体单位的人群中，短时间内突然出现许多临床症状相似的病人。暴发的原因主要是有共同的传播途径或者传染源。大多数病人的症状出现在该病的最长潜伏期内，如集体食堂的食物中毒、幼托机构的麻疹暴发等。

二、疾病发生的条件与三级预防

(一)疾病发生的条件

任何疾病在人群中的发生都是由致病因子、宿主和环境三个要素所决定的，也称为"疾病三要素"。

1. 致病因子　是疾病发生的重要基本条件。引起疾病的致病因子很多，按其性质可分为：①生物性致病因子，如病原微生物、寄生虫及有害动植物等。②物理性致病因子，如高温、噪声、振动、电离辐射、电磁辐射等。③化学性致病因子，如有害气体、重金属、农药以及高分子化合物等。

2. 宿主　指受致病因子直接或间接作用的人体。宿主有很多特征与疾病有关，如遗传、免疫状况、年龄、性别、种族、生理状态、性格及精神状态、人的行为因素等。

3. 环境　指人类生存空间各要素的总和，分为自然环境及社会环境。由于宿主和致病因子均处于环境之中，离不开环境的影响，因此，环境对疾病的发生发展具有重要作用。

致病因子、宿主、环境三者相互制约，相辅相成，缺一不可。致病因子是基础，同时离不开宿主和环境。任何疾病只有在具备致病因子、宿主、环境三方面因素，并在其相互联系、相互作用的条件下，才能发生和流行。社区护士只有了解疾病发生的基本条件及其特征，才能制订正确的防治措施，达到控制和消灭疾病的目的。

(二) 三级预防

疾病的预防不仅仅是指阻止疾病的发生，还包括疾病发生后阻止或延缓其发展以及康复防残，最大限度地减少疾病造成的危害。因此，预防工作可以根据疾病自然史的不同阶段，相应地采取不同的措施，这就是疾病的三级预防。三级预防是贯彻"预防为主"卫生工作方针的具体体现，是控制和消灭疾病的根本措施。

疾病的自然史主要包括发病前期、发病期和发病后期，针对这三个阶段，疾病的预防可表述为第一级预防(病因预防)、第二级预防(临床前期预防)及第三级预防(临床期预防)。

1. 第一级预防　是预防、控制和消灭疾病的根本措施，也是预防医学的最终奋斗目标。通过采取各种措施以控制、消灭健康危险因素，改善生产及生活环境，消除病因。防止各种致病因素对人体的有害作用是第一级预防的主要任务，主要包括健康促进和健康保护两方面措施，前者是通过创造促进健康的环境使人群避免或减少机体对病因的暴露，改变机体的易感性，保护健康人免于发病，降低发病率。后者则是对易感人群实行特殊保护措施，以避免疾病发生。这就是开展一级预防时常采取的双向策略，即把对整个人群的普遍预防和对高危人群的重点预防结合起来，二者相互补充可以提高效率。

2. 第二级预防　是疾病初期采取的早期发现、早期诊断、早期治疗的措施，以阻断病程进展，防止病情继续蔓延或减缓发展，又称"三早"预防。对传染病还必须做到早报告和早隔离的"五早预防"，将其安置在特定的场所，便于集中管理、消毒和治疗，切断与健康人群接触的途径，以防止传染病的蔓延。对非传染性疾病诊断越早，预后就越好。因此，二级预防在疾病的三级预防策略中起着承上启下的作用，既是对第一级预防措施无效后的补救，也是第三级预防中防止病残发生采取的预防手段。第二级预防措施包括普查、筛选(检)、高危人群的重点监护及设立专科门诊等。

3. 第三级预防　对病人及时采取有效治疗措施，防止病情恶化，预防并发症和后遗症，防止伤残；对已丧失劳动能力或残疾者，通过医疗康复，尽量恢复或保留其功能，即做到病而不残、残而不废。第三级预防措施主要有专科治疗或由社区建立家庭病床，加强心理咨询和指导。

不同的疾病有不同的三级预防策略。对病因或致病因子及致病条件明确的疾病，如某些地方病、传染病和职业病等应以第一级预防为重点，接种相关疫苗是某些传染病第一级预防的有效手段。有些疾病的病因是多因素的，如肿瘤、心脑血管疾病及代谢性疾病，除了对危险因素进行第一级预防(如改变生活方式、体育锻炼)外，要重点做好第二级预防。对所有已患病的中、晚期病人以及意外伤害病人，要尽量做好第三级预防。

第二节　流行病学方法在社区护理中的应用

一、社区护理服务中常用流行病学方法

流行病学研究的基本内容由人群、暴露和疾病所组成。根据研究性质，社区常用的流行

病学方法主要包括 4 大类：描述性研究、分析性研究、实验性研究和理论性研究。

1. 描述性研究　描述性研究是流行病学调查的第一步。将已有资料或专项调查所得的资料，按照不同地区、时间及人群分布特征分组，对一个社区人群疾病或健康状态分布情况进行简单的描述，在此基础上提出病因假设。描述性研究也是社区护理评估和诊断常用的方法之一，主要包括横断面研究和筛查两种。

（1）横断面研究：又称现况研究，是描述性研究中应用最广泛的研究方法，它适用于病程较长且发病率较高疾病的调查。由于现况研究所搜集的资料都是当时的情况，故名现况研究或现况调查。因所用的指标主要是患病率，又称患病率调查。它是在某一时点或在一个短暂时间内调查某一特定人群中的疾病或健康状况，以及人群的某些特征与疾病之间的关系，如同时间上的一个横断面，因而又称横断面研究或横断面调查。

1）普查：是在一定时间内，根据调查的目的对一定范围人群中的每个成员进行的调查。普查的优点是确定调查对象简单，缺点是不宜对患病率低、诊断技术复杂的疾病开展此项工作。比如社区可以针对高发的妇科疾病（炎症、宫颈疾病等）开展相应的普查工作，以早期发现高危人群。

2）抽样调查：是指从调查的总体中抽取一定数量的观察单位组成样本，通过对样本的调查，用样本的信息来推论总体的特征。抽样调查应根据实际情况选择不同的抽样方法，一般来讲，应遵循"随机化"的原则。由于抽样调查所涉及的观察单位较少，便于执行，利于更加深入细致地开展调查工作，因此，在实际工作中应用广泛。

（2）筛查：也是描述性研究的一种，是指通过快速的检验、检查或其他措施，将可能患病但表面健康的人与可能无病的人进行区分。筛查有两个目的：①早期发现病人或高危人群，以便开展早期防治；②估计疾病流行情况并作描述性分析。需要注意的是，筛查试验仅是初步检查，对筛查试验阳性和可疑阳性的人，必须进一步确诊检查。

2. 分析性研究　又称分析性流行病学，是选择一个特定的人群，将描述性研究提出的病因或流行因素进行分析检验，从而验证所提出的假设，最常用的是队列研究和病例对照研究两种。

（1）队列研究：又称前瞻性研究或随访研究，是将研究对象按暴露因素的有无或暴露程度分为若干组，追踪观察一定期限，比较各组研究对象某病发病率或死亡率有无差别以及差别的大小，从而判断暴露因素与疾病有无关联的一种研究方法。如对基线特征相似的人群按照不同的吸烟量分为几组，追踪观察 1 年、5 年、10 年后该人群的肿瘤、呼吸道疾病等的发病率或死亡率的差异大小。

队列研究是从因到果的研究，由于原因发生在前，结局发生在后，故检验病因假说的能力较强；通过随访，不但可以了解疾病的自然史，还可获得一因多果的结局。另外，也可以用于疾病预防和控制规划的实施。缺点是长期随访会造成人力及物力的支出较大，病例失访率较高，因此不适合用于发病率很低的疾病的研究。

（2）病例对照研究：又称回顾性研究，是从研究人群中选择一定数量的某病病人作为病例组，在同一人群中选择一定数量的非某病病人作为对照组，比较这两组人群既往某些暴露因素出现的频率，并分析这些因素与疾病的联系。

病例对照研究是从果到因的研究，由于回顾容易产生回忆偏差，因此相对于队列研究而言，其检验病因假设的能力较弱。

3. 实验性研究 又称干预研究，主要用于验证研究假设和考核干预措施效果。首先将研究对象随机分为实验组和对照组，然后向实验组施加某种干预措施，而对照组则采用空白对照或给予标准化的干预措施，之后随访比较两组人群的结局，如发病率、死亡率、治愈率等，对比分析两组的效应差别，判断干预措施是否有效。

根据研究目的和研究对象的不同，通常把实验性研究分为临床试验、现场试验和社区试验三类。

(1)临床试验：是以病人为研究对象，干预措施通常是新疗法或者新的预防方法，以评价疾病新疗法的效应或寻找预防疾病结局(如死亡或残疾)的方法。临床试验应当遵循随机、对照和双盲的原则。

(2)现场试验：也称人群预防试验，是以尚未患病的人作为研究对象，接受处理或某种预防措施的基本单位是个人，而不是亚人群。多为预防性试验，而且常在高危人群中进行试验。如乙型肝炎疫苗在母亲 HBsAg 阳性者的婴儿中进行预防乙型肝炎感染的现场试验效率较高，因为这种婴儿比母亲 HBsAg 阴性的婴儿感染乙型肝炎的机会高很多。

(3)社区试验：也称社区干预项目，是以人群为整体进行实验观察，常用于对某种预防措施或方法进行考核或评价。

4. 理论性研究 又称数学流行病学研究，是在流行病学调查、分析所得资料的基础上，用数学表达式定量地阐述流行过程的特征，模拟流行过程，并按实际的流行过程进行检验和修正，从而建立流行过程的理论。同时，以正确反映流行过程的数学模型在计算机上预测各种可能发生的流行趋势，提出各种防治措施并加以筛选，从而推进防治理论研究。

二、流行病学调查基本步骤

(一) 拟订调查计划

1. 明确调查目的 社区流行病学调查的目的主要有：①发现社区面临的主要健康问题、群众健康需求及优先顺序。②探讨健康问题的形成原因。③发现高危人群，确定卫生干预和预防保健措施。④评价各类防治保健措施的效果。

2. 确定调查对象 社区流行病学调查的对象应根据调查目的而确定，一般包括：①以社区为对象；②以家庭为对象；③以某一特定人群为对象；④以特定病人为对象。

3. 确定调查方法 调查方法的选择与调查目的密切相关，同时要考虑人力、物力和财力等。调查方法按调查时间可分为暴发调查、现况调查、病例对照研究、队列研究；按调查对象可分为普查、个案调查、抽样调查等。各种方法各有优缺点，应根据调查目的选择适当的调查方法，同时注意各种方法结合使用，取长补短。

4. 明确调查项目 流行病学调查项目一般包括：①一般情况：如年龄、性别、民族、职业等；②疾病或健康状况：包括既往史和现病史等；③暴露因素：指与疾病有关的各种因素。

5. 制订具体实施方案 包括人、财、物的准备和如何实施。流行病学调查具体实施方案有两种：①先进行预调查，然后进行正式调查。目的是尽可能使问题由开放式转为闭合式和正确估计调查样本含量。对新内容的调查或在某地区首次调查，一定要选择一个点先进行预调查。②直接进行正式调查。对已进行过多次相同内容的调查，可直接进行正式调查。

(二) 编制调查表

调查表是调查工作中收集资料的重要工具，是调查成功的主要环节。

1. 调查表的主要内容　一般分为三部分：①一般项目：包括姓名、性别、年龄、文化程度、职业、联系方式和地址等。②调查项目：根据调查目的拟定，是直接用于调查指标所必需以及排除混杂因素所必需的项目，是调查表的实质部分。③备查项目：是为了保证分析项目填写完整和准确、与调查目的无关、做核查核对用的项目。内容包括调查员姓名、调查日期、编号、复核结果、未调查原因等。

2. 编制调查表注意事项　包括：①切题：即围绕调查目的，必要的分析项目不能少。②准确：定义准确，标准明确，不使人产生误解。③可分析：指标应尽量采用可供统计分析的客观和定量的指标。④通俗易懂：即提问要适合调查对象的受教育程度，尽量避免用专业术语。⑤内容适量：控制调查时间，访问时间过久会影响调查对象的配合程度。⑥排序问题：调查项目的排序应按逻辑顺列，先易后难，先一般后隐私，不能遗漏可能的答案。

3. 调查表提问的方式　可分为：①封闭式：即在问题后面附有可供选择的答案和固定的回答格式。此种方式获取的资料宜做统计分析。②开放式：即在问题后面没有备选答案，由调查对象自由回答问题，获取的资料有一定的启发性，但统计分析困难。

(三) 培训调查人员

流行病学调查的工作量较大，参加人员较多，有时还需要在不同地区同时开展调查工作。因此在实施前必须对调查人员进行培训，以有效控制误差。培训的内容主要包括：①学习掌握有关调查的基本知识及操作技术；②明确调查目的、意义、设计原则和方法；③统一指标含义和填写方式；④明确调查工作进程和注意事项；⑤确定对调查质量的考核办法；⑥强化调查人员应具有高度的工作责任心和实事求是的科学态度，能对调查材料保密。

(四) 实施调查

按照调查计划确定的调查目的、要求和方法正式开展调查。一般情况下，现场调查时间不宜超过1个月，若时间过长会影响调查质量。在调查过程中如遇到"无应答"的问题，应查明原因，及时纠正和补救。应注意，调查方法一旦确定，除特殊情况，在整个调查过程中都应保持一致，以保证信息的同质性。建立检查、监督机制是保证信息质量的必要手段，如抽样重复调查、计算机逻辑检错等都可以使信息质量问题得以及时发现、及时解决。

(五) 总结调查工作

调查结束后，在原始资料的基础上对资料进行整理和分析，包括资料的核查、分类汇总、计算相应的指标，经统计分析得出结论，根据结论撰写调查报告。

三、流行病学方法在社区护理中的应用

随着社区护理的发展，其服务范围不断地拓宽，流行病学在社区护理中的应用也越来越重要，具体表现在以下几个方面：

1. 社区人群健康信息采集

社区护士在护理实践中，需要应用各种流行病学方法和统计指标，采集社区人群的健康信息，作为社区护理的基础或参考资料。这些资料来源主要有：①常规工作记录，如病例资

料、户籍人口资料、医疗保险等资料。②各种统计报表，如人口出生、死亡报表，居民疾病、损伤、传染病报表等资料。③流行病学调查，如个案调查、暴发调查等所获得的资料。

2. 社区人群健康的监测及健康管理

通过流行病学调查研究，可掌握社区人群的健康状况，从而分析社区人群的健康需求，做出社区护理诊断，制订社区护理计划和护理措施，有效地开展社区健康管理服务。

3. 评价社区疾病防治（干预）措施的效果　社区护理干预的重点是人群不良行为的消除和健康行为的建立，主要干预内容有控制吸烟、维持平衡膳食、控制高血压、加强体育锻炼、安全的性行为、意外伤害防范等。评价干预的效果，需要通过直接行为观察、交谈、问卷调查、标准检查等方法实现，评价的过程正是流行病学方法的具体运用。

4. 进行健康筛查，发现高危人群

居民的健康筛查是社区护士的重要职责之一，通过筛查，能够确认自己所服务的社区地段中的高危人群，并能给予持续性照顾，以预防疾病发生。

第三节　社区护理中常用的流行病学统计指标

社区护理评估、制订计划、实施干预及效果评价都要依靠统计指标来观察和衡量。下面介绍社区护理工作中常用的流行病学统计指标及计算方法。

一、常用生命统计指标

（一）出生率

出生率亦称粗出生率，是指某地某年平均每千人口中所出生的活产人数，该指标可粗略地反映一个国家或地区人口生育水平。

$$出生率 = 某地某年活产总数/该地同年平均人口数 \times 1000\%$$

期间平均人口数的计算方法有两种：一种是用该期间的期初人口数与期末人口数之和除以 2 所得的人口数为期间平均人口数；另一种是用该期间的中间时间点的人口数作为期间平均人口数。如：若观察期间为一年，则可以用该人群该年年初（1月1日零时）与该年年终（12月31日24时）的人口数之和除以 2 所得的人口数，或以该年年中（即7月1日）的人口数作为该年的年平均人口数。以此类推，可求任何期间的平均人口数。

（二）死亡率

死亡率是指在一定期间（通常为 1 年）内，某人群中死于某病（或死于所有病因）的频率。死亡率是测量人群死亡危险最常用的指标。

$$死亡率 = \frac{期间内（因某病）死亡总数}{同期平均人口数} \times K$$

$$K = 1000\text{‰} 或 100000/10 万$$

死于所有原因的死亡率也称全死因死亡率或粗死亡率。表示死亡率也可按不同特征分别计算死亡专率。如可按年龄、性别、种族、病种等不同特征分别计算年龄别死亡专率、性别死亡专率、某病死亡专率等。死亡率是用于衡量某一时期、一个地区人群死亡危险性大小的一个指标，是一个国家或地区卫生、经济和文化水平的综合反映，可为该地区经济建设及卫生保健工作的规划提供科学依据。通过比较不同人群的死亡率，可以帮助确定可能的病因。

(三) 婴儿死亡率

婴儿死亡率是指活产儿在不满 1 周岁死亡的人数与同期活产数的比率。一般以年为单位，用千分率表示。

$$\frac{某年某地\,1\,周岁以内婴儿死亡数}{该地同期的活产数}\times 1000‰$$

婴儿死亡率经常作为衡量一个国家、民族居民健康状况和社会经济发展水平的综合指数，是反映妇幼保健工作水平的重要指标。

(四) 死因构成比

死因构成比是某类死因的死亡数占总死亡数的百分比。按各类死因构成比例的大小由高到低排列的位次称为死因顺位，它可以说明各种死因的相对重要性，可用以分析何种疾病是造成当地居民死亡的主要原因，从而确定不同时期卫生保健工作的重点。

$$死因构成比 = \frac{因某病死亡人数}{总死亡人数}\times 100\%$$

(五) 平均期望寿命

平均期望寿命又称预期寿命，是指同时出生的一代人，活到某个年龄尚能生存的年数。它是以各年龄别死亡专率为依据，运用统计学方法计算而得，因不受人口年龄构成的影响，各国家或地区平均期望寿命可直接比较。出生时(0 岁)平均期望寿命是最常用的指标，称为人口平均寿命，是评价人群健康状况以及社会经济发展和人民生活质量的最重要指标之一。

二、疾病统计指标

(一) 发病率

发病率是指在一定期间内(通常为 1 年)某人群中某病新发病例出现的频率。

$$发病率 = \frac{一定时间内某人群中某病新病例数}{同时期暴露人口数}\times K$$

$$K = 100\%，1000‰，或\,10000/万$$

公式中分子是一定期间内的某病新发生的病例数。若在观察期间内一个人多次患病时，则应多次计为新发病例数，如流感、腹泻等急性疾病。对发病时间难确定的一些疾病，如高血压、恶性肿瘤等，则应根据统一的标准来确定新病例，一般可将初次诊断时间作为发病时间。分母中所确定的暴露人口是指可能会发生该病的人群，对那些不可能患该病的人，不应计入分母。但在实际工作中，描述某些地区某人群的某病发病率时，分母多用该人群该时间内的平均人口。发病率可按不同特征(年龄、性别、职业、民族、种族、婚姻状况、病因等)分别计算，此即发病专率。

(二) 罹患率

罹患率通常指在某一局限范围，短时间内的发病率。观察时间可以日、周、月等为单位。

一般也可称为发病率，常用百分率表示。该指标应用较为灵活，多用于较小范围的人群在短时间内疾病频率的测量。

(三)患病率

患病率亦称现患率或流行率，是指某特定时间内在总人口中，现患某病(新、旧病例)病例所占的比例。可按时间不同分为期间患病率和时点患病率。时点患病率在实际中其时间长度为不超过 1 个月，而期间患病率通常超过 1 个月。

$$患病率=\frac{特定时期内某人群中某病新病例数}{同时期平均人口数}×K$$

$$K=100\%，1000‰，或 10000/万$$

患病率实际上等于某一特定期间内开始时的患病率加上该期间内的发病率。

疾病病程延长、未治愈者的寿命延长、新病例增加、病例迁入、健康者迁出、诊断水平提高、报告率提高等均可以使患病率升高。相反，病死率高、新病例减少、健康者迁入、病例迁出等可以使患病率下降。

患病率主要用于描述病程较长的慢性病的发生或流行情况，如冠心病、糖尿病、肺结核等，可为制定卫生政策、医疗卫生设施的规划、合理分配卫生资源、评估医疗质量以及医疗费用投入等提供科学依据。

(四)感染率

感染率是指在某个时间内被检查的人群中，某病现有感染者人数所占的比例。其性质与患病率相似，是评价人群健康状况常用的指标。

$$感染率=\frac{受检者中阳性人数}{受检人数}×100\%$$

在流行病学调查中这一指标常用于研究某种传染病或寄生虫病的感染情况和防治工作的效果，估计某病的流行趋势，也可为制订防治措施提供依据。

(五)续发率

续发率也称二代发病率，指某种传染病易感接触者中，在最短潜伏期与最长潜伏期之间续发病例的人数占所有易感接触者总数的百分率。

$$续发率=\frac{易感接触者中续发病例的人数}{易感接触者总人数}×100\%$$

续发病例指在一个家庭或某较小的群体单位如集体宿舍、幼儿园班组中第一个病例发生后，在该病最短与最长潜伏期之间出现的病例，亦称二代病例。计算续发率时，须将原发病例从分子及分母中去除。

(六)病死率

病死率表示确诊病人的死亡概率，它可反映疾病的严重程度和医疗、诊断水平，通常多用于急性传染病。

$$病死率=\frac{某时期因某病死亡人数}{同期患某病的病人数}×100\%$$

(七)存活率

存活率亦称生存率，指随访期终止时仍存活的病例数与随访期满的全部病例数之比。

研究存活率必须有随访制度。首先确定随访起始时间和终止时间。一般以确诊日期、手术日期或住院日期为起始时间。n 年通常以 1、3、5 或 10 年计算。

$$n\ 年存活率 = \frac{随访\ n\ 年仍存活的病例数}{随访满\ n\ 年病例数} \times 100\%$$

(八) 治愈率

治愈率(cure rate)是表示接受治疗的病人中治愈的频率。

$$治愈率 = \frac{治愈病人数}{接受治疗病人数} \times 100\%$$

三、人群健康状况的复合指标

1. 潜在减寿年数

潜在减寿年数是指一定时期(一般为 1 年)某人群各年龄组死亡者的期望寿命与实际死亡年龄之差的总和,即死亡所造成的寿命损失。该指标是考虑死亡数量的基础上,以期望寿命为基准,进一步衡量死亡造成的寿命损失,强调了早死对健康的损害。潜在减寿年数是评价人群健康水平的一个重要指标,多用于估计导致某人群早死的各种死因的相对重要性,为确定不同年龄组的重点防治疾病提供科学依据。

2. 伤残调整寿命年

伤残调整寿命年是指从发病到死亡所损失的全部健康寿命年,包括因早死所致的寿命损失年和疾病所致伤残引起的健康寿命损失年两部分。该指标是一个定量计算因各种疾病造成的早死与伤残对健康寿命年损失的综合指标,即是对疾病死亡和疾病伤残而损失的健康寿命年的综合测量,是用于测量疾病负担的主要指标之一。

四、社区护士在传染病预防和控制中的职责

作为基层卫生机构的重要成员,社区护士在传染病的预防和控制中具有不可替代的作用。社区护士对辖区内的幼托机构、学校、机关团体、餐饮服务业、娱乐场所等较为熟悉,有利于通过日常护理干预措施帮助居民提高传染病防治的认识,并对传染病病人进行有效管理。

1. 开展健康教育,预防传染病的发生

加强社区传染病的护理管理,利用多种形式(宣传海报、知识讲座等),有计划地组织和开展预防传染病的宣传活动,让居民了解并掌握传染病的相应防治措施,提高自我防范意识与能力。督促社区内公共场所从业人员、餐饮服务人员和传染病痊愈者等,定期到相应卫生机构接受体检。在家庭访视或执行各种护理活动时,随时注意是否有引起传染病发生的危险因素,及时予以去除,如发现居民的不良卫生习惯,提出改进建议,预防消化道疾病的发生和传播。

2. 保护易感人群,及时接种疫苗

社区护士须熟知社区内传染病的易感人群,督促家长及时为需要实施计划免疫的适龄儿童接种疫苗,建议年老体弱等重点人群在传染病流行期间接种疫苗,进行人工免疫,有效降

低人群易感性,利于预防和消灭传染病。

3.加强传染病病情监测,早期发现,并开展流行病学调查

社区护士配合卫生防疫工作者对本社区开展针对传染病的护理评估,发现疫情后及时上报并进行连续监控,掌握社区传染病动态,分析历年社区传染病的发生、发展情况;掌握本社区传染病发病率、死亡率和计划免疫率及病人群和携带者的情况,并从社区整体的角度与相关部门合作,制定传染病管理方案。利用社区各种筛查机会发现病例,当发现呈阳性反应时,应尽早采取措施,以预防疾病的流行。

4.进行家庭访视,有效管理传染病病人

发现疫情时应按法律规定的程序上报疫情,并通过家庭访视调查该传染病是何时、何地发生及如何传播的,从蔓延情况判断疫情的性质;了解病人病情的发展或痊愈情况。观察接触者的健康状况及病人周围的继发情况,并对继发病人进行立案管理。重点帮助病人及家属了解疾病的传播途径、预防方法,教会病人及家属有效的、适合家庭的防治措施,促进其认真落实。指导病人疗养,督促其正确遵医嘱服药,注意观察药物的作用及不良反应。做好疫情调查记录,认真填写传染病调查表或家庭访视表,以备分析。病人痊愈或死亡即结束本案管理。

第四节　传染病的社区预防与管理

◇ 一、传染病的概念及流行特征

(一)传染病的概念

传染病指由病原微生物和寄生虫侵入人体引起并能传播给他人的疾病。病原微生物包括病毒、衣原体、立克次体、支原体、细菌、真菌、螺旋体等,寄生虫包括原虫、蠕虫等。

(二)传染病的基本特征

1.病原体　每一种传染病都是由特异性的病原体所引起的。

2.传染性　能通过某种途径感染其他人群,需要进行隔离。

3.流行病学特征

(1)流行性:根据传染病流行过程的强度和广度可分为散发、暴发、流行和大流行。

(2)季节性:主要与气温和昆虫媒介密度有关。

(3)地方性:由于受中间宿主、地理环境、气温等因素影响,常局限在一定地区范围内,如血吸虫病。

(4)周期性:如流行性感冒、麻疹的流行。

4.感染后免疫　人体感染后,能够产生针对病原体的特异性免疫,属于主动免疫。

二、传染病的管理

(一)社区传染病的管理措施

传染病的社区管理重点在于预防。预防主要是在传染病未发病或暴发、流行前所采取的措施，通过落实这些措施使得传染病不发生或少发生。传染病的防治必须针对流行过程的三个基本环节，采取以抓主导环节为主的综合性措施，特别是要抓好管理传染源、切断传播途径、保护易感人群这三项措施。

1. 管理传染源 对传染源的有效管理应做到以下三个方面：

(1)病人管理：对传染病病人，原则上要求就地隔离治疗，不具备隔离条件和相应救治能力的单位，应将病人及其病历记录复印件一并转移至具备相应救治能力的医疗机构。掌握好社区内传染病病人的基本情况，对不能很好地进行自我管理、缺乏传染病知识的病人进行具体的、有针对性的健康教育。协助病人及其家属掌握预防和控制传染病的知识和技术，预防和控制二重感染的发生。

(2)病原携带者的管理：消除病原携带状态，加强教育，随时消毒，防止传播，必要时行隔离治疗。

(3)接触者的管理：接触者是指曾经接触传染病病人或可能受到传染的人。接触者应接受检疫。检疫期限是从最后接触之日算起相当于该病的最长潜伏期。

(4)对动物传染源的管理：部分有经济价值、对人类的危害又不是很大的动物，可由兽医部门进行隔离治疗。部分无经济价值、对人类的危害又很大的动物，则应予以捕杀，尸体要彻底焚化或深埋，严禁剥皮食肉，如引起禽流感的家禽、患狂犬病的狗等。

2. 切断传播途径 对于消化道传染病、虫媒传染病以及许多寄生虫病来说，切断传播途径通常是起主导作用的预防措施。社区护理人员应根据不同传染病的传播途径采取不同的措施。如呼吸道传染病主要通过空气传播，因此重点应采取通风和室内空气消毒，同时还应加强个人防护(如戴口罩等)；肠道传染病主要由粪便排出病原体而污染环境，因此应重点做好对污染物品、分泌物、排泄物以及环境的消毒工作，搞好个人卫生；虫媒传播传染病的重点措施是杀虫；对血源性传染病，重点措施是加强血源和血制品的管理、防止经医源途径传播血源性传染病；经水传播传染病的措施则重点放在饮用水的消毒和个人防护上。

3. 保护易感人群 开展宣传教育，使人们了解防病知识，养成良好的卫生习惯；运用特异性免疫和非特异性免疫提高易感者的免疫力；加强个人防护。

(1)开展防病健康教育：主要是让人们了解传染病的传染过程和防止传染病传播的知识，如消毒、杀虫及预防接种等知识。培养良好的卫生习惯，自觉改变不良行为和习惯，提高自我保健意识和能力，遵守社会公德。

(2)预防接种：是利用生物制品将抗原或抗体注入机体，使机体获得特异性免疫，降低人群易感性，预防传染病的发生和流行的措施。

预防与控制传染病的工作在基层卫生服务和管理中处于非常重要的地位，通常要求坚持传染病的三级预防原则。其中一级预防是病因预防或初级预防，指在传染病没有发生和流行前，主要是针对病因及其影响因素采取预防措施；二级预防又称三早预防，即早发现、早诊断、早治疗，从而做到传染病发生后防止其传播、蔓延，同时要做到早报告，甲类传染病和某些其他传染病要做到早隔离；三级预防是指传染病发生后，积极治疗，预防伤残，做好康复工作。对于已转为慢性传染病的病人、病原携带者要登记、定期随访、检查、治疗，防止其作为传染源再传播。

（二）社区传染病病人的访视护理

社区护士在社区传染病防治环节中除了要采取预防和控制措施，填写疫情报告卡并上报外，还应尽快和定期地对病人进行访视护理。

1.访视目的　核实诊断和发病情况，采取控制措施，防止传染病扩散。

2.访视时机　社区护士在接到传染病报告卡后，应及时对病人进行访视。一般要求在24小时内进行访视，根据传染病的传播途径、潜伏期、预后等进行复访。第一次复访为出院后7~10天，第二次复访为出院后40天。对慢性传染病病人，至少每年访视1~2次。

3.访视内容及要求

（1）初访：核实诊断，调查传染源、传播途径、疫情的性质和蔓延的情况。有针对性地采取切实可行的防疫措施，宣传传染病的相关知识，使病人家属对疾病有所了解并采取相应有效的防控措施，积极动员接触者进行疫苗接种；需采取预防性服药的，必须落实服药到每位相关者。认真填写访视表，特别要填写详细的地址、电话号码等，以便复访或及时采取措施。

（2）复访：在复访中要了解病情的发展或痊愈的情况；了解病人周围的继发情况，对继发病人要及时立案管理；要了解防疫措施落实的情况并督促落实；填写好相关表格；病人痊愈或死亡即结束本案管理。

第八章PPT

第九章

社区突发公共卫生事件应急管理与护理

学习目标

识记
1. 能陈述突发公共事件、突发公共卫生事件、预检分诊的概念。
2. 能简述突发公共卫生事件分级。
3. 能简述伤病员预检分诊原则及流程。
4. 能简述公共卫生事件报告制度。
5. 能简述公共卫生事件分类。

理解
1. 能阐述社区突发公共卫生事件现场救护。
2. 能陈述社区突发公共卫生事件恢复期的常见的健康问题及健康管理。

社区是社会的基本单元，既是灾害的直接受体，也是抗击灾害的主体，在灾害管理中发挥着重要作用。由于气候变化、环境污染等诸多因素的影响，近年来我国的灾害事件发生频次有明显的上升趋势。如何预防和应对灾害性事件的发生，减少和避免突发灾害造成的重大损失，最大限度地保护人民群众的生命财产安全，是灾害救护的关键。

第一节 概 述

一、概述

(一)概念

1. 突发公共事件 是指在一定的区域内，突然发生规模较大、对社会产生广泛负面影响、对生命和财产构成严重威胁的重大事件。从广义上讲，突发事件是指在组织或者个人原定计划之外，或在其认识之外突然发生的，对其利益具有损伤性或潜在危害性的事件。

突发公共事件主要分为以下四类：①自然灾害，如水旱灾害、气象灾害、地震灾害等。②事故灾难，如交通运输事故、环境污染和生态破坏事件等。③公共卫生事件，如传染病疫情、食品安全、职业危害和动物疫情等。④社会安全事件，如恐怖袭击事件、经济安全事件和涉外突发事件等。

2. 突发公共卫生事件　是指突然发生，造成或者可能造成社会公众健康严重损害的重大传染病疫情、群体性不明原因疾病、重大食物和职业中毒以及其他严重影响公众健康的事件。亦指突然发生的、不可预测的、有公共卫生属性并且其危害影响达到一定程度的突发事件。

常见的突发公共卫生事件有：①鼠疫、霍乱、病毒性肝炎、痢疾、流行性出血热、炭疽等暴发、流行引发的重大疫情；②中毒人数多或引发大量危重病人的细菌性、化学性食品污染、中毒及有毒动植物中毒；③自来水出厂水及管网水污染、供水系统污染、简易自来水污染等；④使用放射性同位素及强辐射照射、反应堆运转故障或事故排放引起的放射性污染；⑤因窒息性气体、刺激性气体、麻醉性毒物、神经性毒物等引起的群体性急性化学物质中毒等；⑥因地震、水灾、风灾、火灾、泥石流、山体滑坡、各类交通事故、非人为因素爆炸、建筑物倒塌、煤井坑道坍塌及生产事故，以及恐怖事件、其他原因引发的爆炸、投毒、纵火等危及群体生命健康安全的事件。

(二) 分类

1. 根据突发性公共卫生事件的成因和性质，通常可分为：

(1) 生物病原体所致疾病：主要指传染病(包括人畜共患传染病)、寄生虫病、地方病区域性流行、暴发流行或出现死亡；预防接种或预防服药后出现群体性异常反应；群体性医院感染等。如鼠疫、霍乱、病毒性肝炎、痢疾、流行性出血热、炭疽等。

(2) 食物中毒事件：食物中毒是指人摄入了含有生物性、化学性有毒有害物质或把有毒有害物质当作食物摄入后所出现的非传染性的急性或亚急性疾病，属于食源性疾病的范畴。

(3) 有毒有害因素污染造成的群体中毒、出现中毒死亡或危害：这类公共卫生事件是由于污染所致，如水体污染、大气污染、放射污染等，其波及范围极广。据统计，全世界每分钟有28人死于环境污染，每年有1472万人因此丧命。由于是有毒有害物质所致的污染，常常会对下一代造成极大的危害。

(4) 自然灾害：地震、火山爆发、泥石流、台风、洪涝等自然灾害的突然袭击，会造成大量生命财产的损失、生产停顿、物质短缺，从而引发多种疾病，特别是传染性疾病的发生和流行。

(5) 意外事故引起的死亡：如煤矿瓦斯爆炸、飞机坠毁、空袭、恐怖袭击、各类交通事故、投毒、纵火等危及群众生命健康安全的事件。

(6) 不明原因引起的群体发病或死亡：这类事件由于不明原因所致，通常危害较前几类要严重得多，在控制上也有很大的难度。

2. 根据突发公共卫生事件的表现形式，可分为以下两类：

(1) 在一定时间、一定范围、一定人群中，当病例数累计达到规定预警值时所形成的事件。例如：传染病、不明原因疾病、中毒(食物中毒、职业中毒)、预防接种反应等，以及县以上卫生行政部门认定的其他突发公共卫生事件。

(2) 在一定时间、一定范围，当环境危害因素达到规定预警值时形成的事件，病例为事后发生，也可能无病例。例如：传染病菌种、毒株丢失；病媒、生物、宿主相关事件；化学物质泄漏事件、放射源丢失、受照及其他严重影响公众健康事件(尚未出现病例或病例事后发生)。

(三)分级

《国家突发公共卫生事件应急预案》指出,根据突发公共卫生事件的性质、危害程度、涉及范围,划分为一般(Ⅳ级)、较大(Ⅲ级)、重大(Ⅱ级)和特别重大(Ⅰ级)四级。

(1)Ⅰ级(特别重大):涉及范围广、人数多,出现大量病人或多例死亡,影响重大,危害严重。

(2)Ⅱ级(重大):在较大范围发生疫情扩散,尚未达到Ⅰ级突发公共卫生事件标准的。

(3)Ⅲ级(较大):在局部地区发生,尚未引起大范围扩散或传播的。

(4)Ⅳ级(一般):尚未达到Ⅲ级标准的。

(四)特点

《国家突发公共卫生事件应急预案》指出,突发公共卫生事件的基本特点包括以下几个方面:

1.突发性突发公共卫生事件都是突然发生、突如其来的,一般事件发生的时间、地点以及造成的危害难以预测。

2.群体性突发公共卫生事件危害的不是特定的人,而是不特定的群体。

3.紧迫性突发公共卫生事件往往发展迅速,在事件发生的初期就要采取防范措施,才有可能避免局势恶化。

4.系统性突发公共卫生事件可对公众造成严重危害,需要全社会的共同努力,甚至国际间的合作来解决。

二、突发公共卫生事件救援中护士应具备的能力

护理人员是医疗救护队伍中的重要角色,在灾害预警、应对救援及恢复中发挥重要作用,因此,护理人员的专业知识、灾害救护技能和良好的心理素质对于灾害有效救援至关重要。

1.现场协调和指挥能力　在要做好伤病员救护工作的同时,要做好应急救援的组织管理工作,并及时与上级救治机构和指挥系统保持信息畅通。

2.紧急应对和救护能力　护士反应要敏捷、判断要准确,熟悉应急救援流程,熟练掌握救护技能,特别是具备外科和急重症救护方面的能力,如伤口包扎、骨折固定、胸腹外伤处理、简易外科手术配合等。

3.心理素质稳定　灾害救援医护人员需具备很好的心理素质以应对现场救护,同时还要安抚受灾居民与其他救援人员做好心理疏导工作。社区护理人员应具备高度的责任心,拥有良好的心理素质、身体素质和社会活动能力。

第二节　社区突发公共卫生事件的预警处置机制

一、预警响应机制

预警是在缺乏确定的因果关系和缺乏充分的剂量—反应关系证据的情况下，促进调整预方行为或者在环境威胁发生之前即采取措施的一种方法。

突发事件预警是应对危机管理的预防措施，建立高效可行的预警管理机制，能够避免突发事件发生。突发公共卫生事件的早期预警是为了及时采取相应的应急反应。为将突发事件的危害降低到最小，需要在平时就做好应急准备，制定各类突发公共卫生事件的应急预案，并做好相应的后勤保障工作。

1.预警的基本方式　常见的预警的方式有四种：

(1)直接预警：指对发生烈性传染病或易传播疾病、原因不明性疾病、重大食物中毒等直接进行预警报告。

(2)定性预警：指采用综合预测法、控制图法、Bayes概率法、逐步判别分析等多种统计方法，借助计算机完成对疾病的发展趋势和强度的定性估计，明确是上升还是下降，是流行还是散发。

(3)定量预警：指采用直线预测模型和指数曲线预测模型、多元逐步回归分析建立预报方程、简易时间序列、季节周期回归模型的预测方法等对疾病进行定量预警。

(4)长期预警：采用专家咨询法对疾病的长期流行趋势进行预警。

2.预警响应分级　根据预测分析结果，Ⅰ级、Ⅱ级、Ⅲ级和Ⅳ级突发公共卫生事件预警依次用红色、橙色、黄色和蓝色表示。

(1)Ⅰ级疫情(红色预警)：证实突发事件具备人传人的能力，出现暴发流行。响应措施：在省级疾病预防控制中心的指挥下，开展现场处置。

(2)Ⅱ级疫情(橙色预警)：一定范围内发生3例以上确诊病例，或发生1例或1例以上确诊病例死亡。响应措施：省级疾病预防控制中心给予现场技术指导，疫情发生地负责现场处置。

(3)Ⅲ级疫情(黄色预警)：一定范围内发生1例确诊病例。响应措施：县级疾病预防控制中心现场技术指导，疫情发生地负责现场处置。

(4)Ⅳ级疫情(蓝色预警)：一定范围内发生某种疾病疫情。响应措施：由疫情发生地的疾病预防控制中心负责接触者的医学观察和现场处置。

3.预警信息发布　根据各类突发公共事件应急预案，按照突发公共事件可能发生、发展趋势和危害程度，发布预警信息。预警信息的主要内容包括突发公共事件的名称、类别、预警级别、起始时间、可能影响范围、警示事项、应对措施和发布机关等。

在突发事件处置过程中，应建立一个及时透明可信的信息系统，充分利用电视、报刊等媒体工具，在第一时间发表最新信息和事实，保证准确、及时、公开的信息发布，确保信息的可信度和权威性。2003年SARS以来，我国在突发公共事件预警机制的建设方面取得一定的成效,对各类突发公共事件建立了预警预案,健全了信息相互通报的机制,增加了疫情信息的透明度。

二、突发公共卫生事件报告制度

建立突发公共卫生事件信息监测报告制度,执行首诊负责制,负责事件监测信息报告工作。

1.报告时限 初次报告必须在核实确认发生突发公共卫生事件后24小时内上报,阶段报告可按每日上报,总结报告在事件处理结束后10个工作日内上报。有下列情形之一的,各社区卫生机构(含农村卫生院、个体诊所)应当在2小时内通过网络向上一级卫生机构及卫生局上报:

(1)发生或可能发生传染病暴发、流行的:发现甲类传染病和乙类传染病中的肺炭疽、传染性非典型肺炎、脊髓灰质炎、人感染高致病性禽流感病人或疑似病人时,或发现其他传染病和不明原因疾病暴发。

(2)发生或发现不明原因的群体性疾病的。

(3)发生传染病菌种、毒种丢失的。

(4)发生或者可能发生重大食物和职业中毒事件的。

应于2小时内将传染病报告卡直接通过网络报告;不具备网络直报条件的,应采用最快的通讯方式将《突发公共卫生事件相关信息报告卡》报送属地卫生行政部门指定的专业机构。

2.报告方式 各级各类医疗卫生机构、监测机构和卫生行政部门以及有关单位为责任报告单位。执行职务的医护人员和检疫人员、疾病预防控制人员、乡村医生、个体开业医生均为责任报告人。

3.报告内容 包括事件名称、初步判定的事件类别和性质、发生地点、发生时间、发病人数、死亡人数、主要的临床症状、可能原因、已采取的措施、报告单位、报告人员及通讯方式等。填写《突发公共卫生事件相关信息报告卡》。

三、社区突发公共卫生事件的预防

危机前管理除了预警和保障机制建设,日常预防和演练也是相当重要的环节,通过熟悉和实践突发事件的应对流程,在事件来临时,能快速反应和正确应对。

1.评估社区环境 社区护士应熟悉周边环境,在相关部门的配合下,了解社区在交通、卫生、饮食、安全等方面存在的隐患,及时采取措施,杜绝这些危险因素,预防各种突发事件的发生;熟悉可利用的救援机构、救援路径,在事件发生时能及时联系,帮助居民疏散。

2.健康教育和家庭访视 对居民进行《突发公共卫生事件应急条例》等相关法律法规知识的宣传;根据事件发生的季节性、人群,开展针对性的健康教育和自救、互救、避险、逃生等个人防护技能的培训;提高居民的自我防范意识和保护技能,消除恐慌心理,减少损失。

3.日常演练 社区针对常见突发公共卫生事件应急预案进行操练,如建立应急小组、物资准备、人员配备等,并开展现场救护、卫生处置、疫情防范等,提高社区突发事件应对意识和管理,提高医护人员的预防和急救技能。

第三节　社区突发公共卫生事件的救护

社区突发公共卫生事件应对包括受灾者的救护管理和现场流行病学管理。实行医疗救护前先对受灾者的伤情(含生理和心理)进行评估、分类,再作相应处置。

一、社区突发公共卫生事件的预检分诊

一旦突发公共卫生事件,对伤病员处理应按照"快速分诊、分级处理"的原则进行分诊并及时上报;按照"对症处理为主、先救护后转送"的原则对不同伤情的人送至不同地方救治。若发现传染病人要立即隔离,并做好消毒和疫情报告。

(一)伤病员的预检分诊

1.概念　预检分诊也称检伤分类,是指评估伤员身体状况紧急和严重程度,并判断伤员处理的优先顺序。包括伤病员的预检分诊、心理问题,其目的是通过快速、正确的评估,合理分流,使伤员得到便捷、有效救护,以有限的人力资源在最短时限内尽可能多救护伤病员。常用红、黄、绿(蓝)、黑色表示伤病员的病情轻重,并给其佩戴相应颜色的伤情识别卡。

预检分诊包括对伤情和心理问题进行分诊。分诊人员由经验丰富、判断力强、处置果断的人员担任,要求在1分钟内完成对一个病人的现场预检分诊。承担分诊工作的救护人员穿专门衣服(如马甲),佩戴臂套。

2.预检分诊的原则　要求在1分钟内完成对一个病人的现场预检分诊,并最大限度为病人实施急救措施。参与救护的护士通过预检分诊,区分所有伤员的轻重缓急、先后救护次序,做好记录并指挥伤病员的运送和护送。

3.预检分诊的方法

(1)RPM初步预检分诊。RPM分别代表的是:R呼吸,P灌注量,M意识。RPM初步预检分诊的判断依据:

1)R(呼吸):无呼吸,给予畅通呼吸道;仍然无呼吸:等于黑色;呼吸恢复:等于红色。呼吸存在:超过30次/分,等于红色;低于30次/分,应进一步检查灌注情况。

2)P(灌注量):桡动脉搏动消失或毛细血管充盈时间超过2秒是红色;桡动脉搏动存在或毛细血管充盈时间小于2秒,应进一步检查精神状态。

3)M(精神状态):不能听从简单的指令(无意识)为红色;能听从简单指令为黄色或绿色。

(2)START急救处置:START代表简单(S)、分类(T)和(A)快速(R)、治疗(T)。这种预检方法比较常见,适用于现场较小、短时间内有大量伤病员的救护状况。主要依据伤员的通气状况、循环及意识状况对伤病员进行及时、简捷的预检分诊和迅速、有效的救护。START具体实施流程:

1)通气状况:①死亡:不予以处理,评估下一位;②呼吸次数>30次/分,立即处理(第一优先);③呼吸次数<30次/分,延迟处理,评估下一项。

2)循环状况：①毛细血管充盈时间(红色)>2秒，立即处理(第一优先)；②毛细血管充盈时间(红色)<2秒，延迟处理，评估下一项。

3)意识状况：①不能听从指令，立即处理(第一优先)；②能听从指令，延迟处理，评估下一位病人。

对每一位病人的评估时间一般不超过60秒。

4.预检分诊中的标识颜色 突发事件救护中，用不同的颜色表示伤情，以便于识别不同程度的病人，快速采取相应措施。

(1)红色：非常紧急，第一优先处置。表示病人伤情严重，威胁生命，需1小时内立即送往综合性医院治疗。属重度损伤，常见如收缩压小于60 mmHg、意识丧失、心跳呼吸骤停或呼吸困难、上呼吸道梗阻、张力性气胸、大出血、昏迷等其他会随时导致生命危险者。

(2)黄色：紧急，第二优先处置。表示病人没有致命的损伤但需要治疗者，可能有潜在生命危险，需4~6小时内初步救护后优先送往附近医院。属中度损伤，常见有严重烫伤、头皮撕脱、肱骨骨折、肩关节错位、稳定性的药物中毒、轻度意识障碍等。

(3)蓝(绿)色：不紧急，第三优先处置。表示病人伤情较轻，意识清醒、生命体征正常、能配合检查、可走路者，不需转诊医院治疗，现场救护。属轻度损伤，常见有单纯伤口破裂、扭伤等。

(4)黑色：已死亡者或损伤非常严重，没有存活希望的伤员。如躯干分离、高空坠落致严重创伤及内脏脱出者。

(二)心理问题预检分诊

对突发事件中受灾人员或救灾人员进行精神损伤程度的判断和分诊，常见有5种情况：

1.正常反应 表现为不安、寒战、恶心呕吐，能执行简单命令。

2.外伤性抑郁 表现为呆坐，像"正常反应"，但能参与简单的救助活动。

3.惊吓病人 丧失判断力，对人群充满恐惧，最好进行隔离护理。

4.过度反应病人 常讲恐怖性故事，到处乱窜等过分反应。

5.转换反应病人 出现听力障碍、视力障碍、癔症性昏迷、麻痹等躯体症状，需及时给予护理。

◆ 二、社区突发公共卫生事件的现场救护

(一)现场救护原则与技术

1.救护原则 社区现场救护不同于医院院内急救，要求在紧急情况下，利用现场有限资源，最大限度地救护伤病人，减少伤亡率。救护原则：抢救生命、稳定病情和快速转运。

2.基本救护技术 救护技术主要包括心肺复苏(CPR)、保证气道通畅、提供有效呼吸、维持循环功能、控制外出血、保护受伤的颈椎和骨折固定。严重多发伤早期急救一般主张按VICSO程序进行，即：通气(V)，保持呼吸道通畅；输液抗休克(I)；控制活动性出血(C)；多功能监护(S)；手术治疗(O)。

(1)立即使伤者脱离危险区：救护前先评估环境，帮助伤者脱离危险再施救。

(2)通气(V)，保持呼吸道通畅：及时充分给氧，迅速处理呼吸道阻塞，取出口腔内活动

性假牙、碎牙、血块等异物，吸净呼吸道分泌物。

（3）输液抗休克（I）：建立静脉通道，迅速补充血容量增加有效血容量是抢救创伤性休克的重要措施。根据休克程度建立2~3条静脉通道，宜选用大血管，可用16~20 G静脉留置针，以便快速输入大量液体，其中一条静脉通道用输血器，为可能的输血做好准备。

（4）控制活动性出血（C）：紧急控制创伤引起的活动性大出血，避免在短时间内丧失大量血液，造成血容量的锐减甚至发生休克和死亡。有伤口表面立即用敷料加压包扎并配合医师清创缝合止血，骨折用夹板固定。

（5）多功能监护（S）：监测生命体征用多功能监护仪持续监测心电图、呼吸、血压、血氧饱和度。留置导尿管，记每小时尿量。根据监测结果，及时采取相应抢救措施。

（6）手术治疗（O）：马上做好术前准备，对有紧急手术指征的病人，及时做好采血、配血、备皮、剃头、药物试验等术前准备，通知手术室、麻醉科作好相应准备，护送病人进手术室，并与手术室护士作详细交接。

（二）突发公共卫生事件现场伤病员的转运

伤病员在公共卫生事件现场初步伤情评估、实施救护后，除暂时留观一些危重伤病员外，应迅速、安全地将病人转送到相关医院进行进一步专科救护。负责救护的人员要向相关医院通知病人转运情况，负责转运的医护人员应佩戴相应的标志。转运准备完毕后，应给相关医院发负责部门报告车牌号、转运病人数、病人伤情及受伤类型等。

在转运过程中，护士要：①密切观察病情、注意生命体征观察、建立必要的静脉通路和转运过程中预检分诊等工作；②根据伤病员初步预检分诊结果，评估和决定其转运的优先顺序、接收伤病员的医院类型和转运车辆的种类。

第四节　社区突发公共卫生事件后重建的健康管理与护理

一、社区突发公共卫生事件恢复期的常见健康问题

由于突发事件具有突发性、社会危害性、复杂性、紧迫性等特点，不仅带来巨大的经济损失和严重的人员伤亡，而且给人们造成严重的躯体伤害和精神、心理伤害。导致每个人产生不同程度的生理、认知、情绪、行为异常等应激反应。

（一）突发公共卫生事件造成的急性应激反应

应激反应是人的身体对各种紧张刺激产生的适应性反应，带来了巨大的心理压力，伴有躯体功能及心理活动改变的身心紧张。弥漫的痛苦是几乎每个人在灾难性突发事件中都可能出现的心理应激反应。主要表现在情绪变化、生理反应、认知障碍及行为异常等。

情绪反应表现为悲痛、愤怒、恐惧、忧郁、焦虑不安等；生理反应表现为疲乏、头痛、头晕、失眠、噩梦、心慌、气喘、肌肉抽搐、胃肠不适、食欲下降等症状；认知障碍表现为感知异常、记忆力下降、注意力不易集中、思考与理解困难、判断失误、对工作和生活失去兴趣等，并出现下意识动作、坐立不安、强迫、回避、不易信任他人、举止僵硬、拒食或暴饮暴食、

酗酒等异常行为，严重的甚至导致精神崩溃，出现自伤、自杀等异常行为。

(二)突发公共卫生事件造成的心理应激障碍

突发性公共事件造成的强烈的精神应激不仅会导致个体出现短时的心理障碍，如急性应激障碍(ASD)，还会导致长期的心理创伤，如创伤后应激障碍(PTSD)，可能会导致一些人加重或诱发疾病，严重时发生意志失控、情感紊乱等心理危机。

急性应激反应持续至少2日，至多4周，超过4周考虑诊断为创伤后应激障碍，长期存在痛苦，难以矫治。创伤后应激障碍(PTSD)是指对创伤等严重应激因素的一种异常精神反应，又称延迟性心理反应，常于突发事件发生后的数月或数年后发生，是指受灾人员由于经历紧急的、威胁生命的或对身心健康有危险的事件，导致受灾者在创伤之后出现长期的焦虑与激动情绪。

根据美国精神障碍诊断与统计手册的诊断标准，PTSD个体必须经历过严重的、危及生命的创伤性应激源，症状表现为持续性的重现创伤体验、反复痛苦回忆、做噩梦、幻想以及相应的生理反应；有时病人出现意识分离状态，又称闪回；个体有持续性的回避与整体感情反应麻木；有持续性的焦虑和警觉性增高反应，如情绪烦躁、入睡困难、易受惊吓等；且以上症状持续至少1个月，并导致个体明显的主观痛苦及社会功能受损。

(三)突发公共卫生事件后不同群体的心理行为反应

由于每个人的性别、受灾程度、灾害经历、知识能力、个人应付以及所受的教育、灾害事件中所处角色等因素的不同，所承受的心理创伤的程度不同，另外由于社会支持等原因，致使相同的灾害破坏程度也能造成不同的心理伤害。下面阐述不同人群的心理行为反应。

1. *幸存者的心理行为反应*　经历过生死浩劫后，余悸犹存是他们普遍的反应。幸存者通常会经历这样几个阶段：首先他们会产生一种"不真实感"，最初的反应是茫然无知，紧接着会出现思维混乱，出现否认、愤怒、恐惧、懊恼、抱怨、焦虑等情绪反应；最终在意识到残酷的现实之后，人们会经历一段消沉期，对周围的一切都变得麻木不仁，会感到沮丧、无助、绝望，甚至出现抑郁情绪。这时的精神状态远没有恢复到可以重建正常生活的水平；一旦他们认识到这些悲剧是真实的，便会产生严重的心理问题，如果得不到及时有效疏导，有可能造成长期的甚至永久性的心理创伤，逐步发展成PTSD。

2. *罹难者家属的心理行为反应*　当自己的亲人遇难时，遇难者的亲属会陷入无比悲痛中，不同程度地出现情绪、生理异常反应、认知障碍、异常行为，甚至出现精神崩溃、自伤、自杀的倾向。尤其是与遇难者关系越亲近的家属其症状越明显，遇难者家属经常会把责任归咎到自己身上，认为全是自己的过失，而产生内疚、自责心理。

3. *救援人员的心理行为反应*　灾害发生后，医务人员、救援人员会立刻投入到抢救工作中去，由于他们工作环境的特殊性，面对惨重的伤亡情况以及他们在灾难中所担任的角色，伤害暴露的程度和范围的不同，使他们产生一系列的心理应激，如恐惧、焦虑、无助、挫败感。许多战斗在一线的医务人员都经历过职业道德、责任感及害怕伤害的矛盾心理斗争。当看到病人因医治无效、生命无法挽回的时候，更会感到挫败感。研究发现，灾难事件的救援人员中急性应激障碍(ASD)、严重抑郁发作(MDE)、创伤后应激障碍(PTSD)发生率较高。

4. *一般公众的心理行为反应*　一场重大的灾害不仅给幸存者、遇难者家属、救援人员留下了严重的心理创伤，也会对公众造成潜在的心理损伤，出现各式各样的心理反应。非典肆害期间，许多人感到焦虑不安、恐惧、无助，甚至惶惶不可终日。为了躲避 SARS，一些民众整日闭门不出，过量使用消毒剂，每天反复洗手，甚至出现攻击行为或报复想法等。除各种心理反应外，突发公共卫生事件还会导致人们一些特定的躯体健康问题，如相应的传染病和各种创伤等。

二、社区突发公共卫生事件恢复期的健康管理

（一）为病人提供康复期医疗护理

突发事件常导致很多人肢体残疾、精神障碍，需长时间的接受训练、治疗和护理，尤其是要为失去亲人、无人照顾的病人，以及交通不便者提供上门服务，进行家庭访视和疾病管理。

（二）公共卫生管理

突发事件恢复期，社区专门成立防疫组织，社区护士要协助卫生防疫人员进行卫生宣教、管理环境和改善卫生条件等相关工作。

1. 集中消毒灭菌，注意食物卫生，预防传染病的发生。

2. 若是群体性传染病，协助防疫人员找出传染源，监控事件动态，早发现，早隔离，早治疗。

3. 对集体居住的和可能感染的居民进行相应疫苗接种。

（三）心理干预

突发事件后进行物质救灾的同时，心理救灾也是救灾过程中不可缺少的组成部分。心理干预是对处在心理危机状态下的个人及时给予有效的心理援助，使之尽快摆脱困境、战胜危机、重新适应生活的有效措施。心理干预工作者一般是经过专门训练的心理学家、社会工作者、精神科医生等专业人员，同时也需要组织管理人员的参与。进行心理干预时，干预工作者应根据不同的对象采取不同的干预措施。

1. 对特殊人群的心理干预

（1）对幸存者的心理干预：突发事件后，幸存者的急性心理应激反应如果得到及时正确的疏导治疗，心理状态将会逐渐恢复正常，否则将很有可能转变为创伤后应激障碍，造成长期的精神痛苦，所以，对其进行心理行为干预很有必要。具体措施有：①为他们营造一个有安全感的环境。②保持与危机者密切接触，建立沟通关系，可以派遣经过专业训练的志愿者倾听他们的故事，鼓励他们宣泄心中的痛苦，给予他们积极的暗示。③帮助他们客观地、现实地分析和判断事件的性质和后果，纠正错误和不合理的认知，进而引导他们采用积极的应对策略和技巧。④帮助他们解决一些生活实际问题，比如提供食品、治疗伤病者、修葺房屋等，直到他们逐步树立起重新面对生活的勇气和信心。

（2）对罹难者家属的心理干预：突发事件中家人的遇难使幸存者处于极度的悲恸绝望中，并产生一系列严重的心理行为异常，这种心理行为的伤害如果得不到及时有效的疏导，将会产生不良的后果，严重影响他们的生活、工作等。

对于罹难者家属的干预一般可以分为以下几个阶段：①第一阶段，给予抵达现场的居丧者生活、生理上精心的照顾，体现个性化、细节化。②第二阶段，居丧者复活期。居丧者一

般表现为悲伤、愤怒或自责。此时应引导居丧者将灾害引起的抑郁、焦虑等负性情绪宣泄出来，最主要的是倾听，最重要的是倾听之后，必须帮助罹难者家属认识、面对、接受失去朋友、亲人的事实。③第三阶段，灾难真相出来后，应帮助罹难者家属充分宣泄悲伤的情感，保持罹难者家属之间信息通畅，使他们相互取得心理支持，这样有利于负性情绪的宣泄。同时，还要鼓励他们进食，避免因身体不适加重悲伤。

（3）对救援人员的心理干预：灾害事故中不仅幸存者、罹难者家属经受了严重的心理创伤，作为救援人员，他们第一时间见证了悲剧的场面，产生了各种心理问题，所以进行适时的干预也是非常必要的。

对救援人员的干预一般分为3个阶段：①在任务前阶段制订应对的组织计划，并通过演习明确任务，减轻预期焦虑，建立团队自信心。②在执行任务阶段合理安排工作岗位与工作时间（最长不超过12小时），保证工作人员间以及与家人之间的交流。③同时利用各种缓解压力的技术帮助救援人员适时减轻心理压力，还可适时安排减压、分享报告、危机干预等心理干预方法。④在任务结束后阶段安排休息放松，使救援人员尽快从紧张的工作状态中复原，如有需要帮助者则安排适当的心理干预，以预防PTSD的发生。

2. 突发公共卫生事件下的群体心理干预　突发性公共事件对公众造成不同程度的心理影响，严重时有可能引发社会混乱，威胁社会稳定，对此进行心理干预也是必不可少的。

突发事件有着群体性、危害严重性等特点，因此要把着眼于"人群"的综合性公共卫生干预措施与专业性心理干预结合起来。①加强监测及信息管理：在重大的突发事件面前，公众大多数都缺少理性分析、分辨的能力，要消除恐慌和传言，最有效的方法就是信息公开。提供及时、准确、权威的信息，有利于公众了解实情，消除恐慌心理，冷静对待突发事件，真正发挥预警作用。②建立健全社会心理预警系统：组建由政府统筹管理的重大灾难及危机的心理服务系统，社会心理预警研究不断深入，有助于提高公众灾难时期的应对能力。③加强对公众的健康教育：健康教育的方式可灵活多样，印发资料、报告、讲座、自媒体等手段加强有关灾害相关知识教育，普及精神卫生教育，教会他们如何正确应对灾害的方法。④心理咨询热线：心理咨询热线兼有专业性心理干预与健康教育的作用。研究证明：心理咨询热线电话在突发事件时是公众及时获得心理支持的有效途径，也是收集公众心理信息的一个有利工具。

3. 心理干预的注意事项

（1）态度认真、真诚：只有真诚地帮助受伤者走出危机，才能得到受灾者的信赖，使其愿意倾诉，保持持续的实施支持关系。

（2）注意沟通技巧：通过眼神交流、肢体动作表达理解和支持，不要说教，不要追问。有的人不愿多说，保持沉默，不要太急躁，增加对方的强迫感；更不能过多地同情、可怜对方，加重了对方的负面情绪；并多用开放式交流法，使受灾者能完全表达自己的情感。

（3）能及时抓住受灾者的主要心理问题：突发事件中受灾者的心理问题较复杂，有的人一直在倾诉、发泄情绪，有的人则闷不做声，所以，要想明白其表达的内容，需要抓住沟通、解决的重点，还要有细致的观察、真诚的倾听和"共情"。

第九章PPT

第十章

社区健康档案

学习目标

识记
1. 能正确说出社区健康档案的概念。
2. 能够正确陈述重点人群健康档案管理。
3. 能够正确陈述健康档案的使用与管理内容。
理解
1. 社区卫生服务信息系统在社区健康管理中的应用。
2. 能够简述社区健康管理的内容及实施步骤。
3. 能够简述社区卫生服务信息系统在社区健康管理中的应用。
运用
1. 能够为社区服务对象建立居民健康档案。
2. 能够建立社区居民电子健康档案。

居民健康档案是国家基本公共卫生服务项目之一，是社区卫生服务工作的一项重要内容，也是居民享有均等化公共卫生服务的具体体现。建立科学、完整的健康档案是社区卫生机构了解社区、家庭和个人的健康状况及健康相关因素，为居民提供连续、综合、经济、方便有效的基本医疗服务的保证，同时也为各级政府及卫生行政部门制定卫生政策提供了重要参考依据。

第一节　社区健康管理

一、社区健康管理概念

健康管理作为一门新兴的学科，其宗旨是调动个体和群体及整个社会的积极性，变被动就医为主动预防，最大限度地利用有限的资源来达到最大的健康效应，减少疾病的发生，减少医疗费用支出，提高人群的生活质量，促进社会的和谐发展。

视频：社区居民健康
档案的管理

二、社区健康管理的意义

1. 社区健康管理是从上游解决民众"看病贵、看病难"问题的有效办法和举措。只有实施战略前移(从疾病发生的上游入手,即对疾病发生的危险因素实行有效的控制与管理,从以病人为中心转向以健康/亚健康人群为中心)和重心下移(即将卫生防病工作的重点放在社区、农村和家庭),才能解决民众"看病贵、看病难"问题。

2. 发展社区健康管理是社区群众越来越迫切的需要。社区卫生服务以维护社区居民健康为中心,提供疾病预防控制等公共卫生服务、一般常见病及多发病的初级诊疗服务、慢性病管理和康复服务。社区健康管理能够促使社区卫生服务机构逐步承担起居民健康"守门人"的职责。

3. 发展社区健康管理有利于适应疾病谱改变的需要。世界卫生组织发布的健康公式(健康=15%遗传+10%社会因素+8%医疗+7%气候因素+60%生活方式)也明确显示,影响健康的主要因素是生活方式,而生活方式不当引起的疾病是可以通过健康管理有效地预防的。

4. 发展社区健康管理有利于充分发挥中医药在疾病预防控制、应对突发公共卫生事件、医疗服务中的作用。中医文化博大精深,特别是中医的"治未病"思想更是切合社区健康管理的理念,因此以发展社区健康管理为契机,可以充分促进中医的发展和普及。

三、社区健康管理的内容

社区健康管理的内容包括三个方面:健康监测、健康风险评估、健康干预。

(一)健康监测

健康监测即收集与个人或群体生活方式相关的信息。信息采集的途径有日常生活调查、健康体检、健康咨询、跟踪随访等方式。

(二)健康风险评估

健康风险评估即根据所收集到的健康信息,采用数学模型等现代评估技术,对个人或群体的健康状况及发展趋势进行量化评估,预测一定时间内发生某种疾病或健康危险的可能性。

(三)健康干预

健康干预即在明确每个服务对象患病危险性和疾病危险因素分布的基础上通过制订个人健康计划,对不同危险因素实施个性化的健康指导。

四、社区健康管理的策略

健康管理的策略是通过健康信息收集、健康风险评估和健康干预,控制健康风险,达到维护健康的目的。它包括生活方式管理、需求管理、疾病管理、灾难性病伤管理、残疾管理、综合的人群健康管理。

1. 生活方式管理　关注个体的生活方式可能带来的健康风险,帮助个体做出最佳的健康为选择，促进个体建立健康的生活方式和习惯。生活方式管理是健康管理策略的基础成分。在实践中，以下四种方法常用于促进人们改变生活方式：

(1)教育：传递知识，确立态度，改变行为。

(2)激励：通过正面强化、反面强化、反馈促进、惩罚等措施进行行为矫正。

(3)训练：通过一系列的参与式训练与体验，培训个体掌握行为矫正技术。

(4)营销：利用社会营销技术推广健康行为，营造健康大环境，促进个体改变不健康的行为。

2. 需求管理　　通过向人们提供决策支持和自我管理支持，鼓励人们合理利用医疗服务。其目标是减少人们对昂贵的、非必要的医疗保健服务的使用。

3. 疾病管理　　通过在整个医疗服务系统中为病人协调医疗资源，指导病人对疾病进行自我管理、自我监测，控制诊疗过程，采取综合干预措施，全面地、连续地医治疾病，提高病人的生活质量。

4. 灾难性病伤管理　　通过对病人和家属的健康教育、综合疾病管理计划的制订、病人自我保健的选择和多学科小组的管理，使病人在临床、经济和心理上都能获得最优化结果。

5. 残疾管理　　目的是降低工作地点残疾事故的发生率以及健康和经济的损失。其任务包括分析工作场所导致残疾的各种隐患，通过教育及早期干预减少残疾发生；已发生残疾的，根据伤残程度分别处理，以尽量减少因残疾造成的劳动和生活能力的下降。

6. 综合的人群健康管理　　是指通过协调不同的健康管理策略，对个体提供更为全面的健康和福利管理。

◇ 五、社区健康管理的实施

社区健康管理的实施一般包括以下 5 个步骤：

1. 社区居民的健康信息管理　　健康信息的管理是健康管理的基础，健康信息的记录则形成健康档案。

2. 对居民健康状况进行评估和预测　　在个人健康信息的基础上进行健康评估，包括生活方式、健康危险因素、疾病风险以及疾病并发症风险评估，分为健康、亚健康和疾病三种不同状态；并对不同人群进行分组，如高血压人群、血脂异常人群、肥胖人群和糖尿病人群等，从而有针对性地开展健康促进和疾病防治工作。

3. 针对不同人群设计健康干预　　目标和管理方案与一般健康促进和健康教育不同的是，由于存在着个体、地域、社会、教育的差异，健康管理过程中的健康干预具有个性化的特点，即根据居民个人健康危险因素和健康趋势以及健康改善的目标，与居民个人和家庭共同制订健康管理计划，量身打造个性化健康改善计划。

4. 健康干预　　通过实施个人和家庭健康计划，社区卫生服务人员针对不同危险因素提供改善生活方式、疾病防治以及自我管理等方面的健康指导，矫正不良生活方式，控制危险因素，积极合理治疗，改善和促进身体健康。

5. 动态追踪，效果评价　　健康状况是随着年龄增长而不断发生变化的，不同阶段的健康信息能动态地反映出个人健康。

第二节　居民健康档案管理

居民健康档案是社区开展卫生服务不可缺少的工具，是居民健康管理过程规范和科学的记录。

➡ 一、社区健康档案概念

社区健康档案是记录与社区居民健康信息有关的系统性文件资料，它包括以问题为导向的病史记录和以预防为导向的健康记录，以及个体、家庭和社区与健康有关的各种记录。它是对居民的健康状况及其发展变化，以及影响健康的有关因素和接受卫生保健服务的过程进行系统化记录的文件。

➡ 二、居民健康档案的种类

1. 个人健康档案　个人健康档案是指人从出生到死亡的整个过程中健康状况的发展变化情况以及所接受的各项卫生服务记录的总和。个人健康档案包括两部分内容：一是以问题为导向的健康问题记录；二是以预防为导向的记录。

2. 家庭健康档案　家庭是个人生活的主要环境之一，它影响到个人的遗传、生长发育以及疾病的发生、发展、传播及康复，与居民的健康息息相关。家庭健康档案是居民健康档案的重要组成部分，是以家庭为单位，记录其家庭成员和家庭整体在卫生保健活动中产生的有关健康基本状况、疾病动态、预防保健服务利用情况等的材料。

3. 社区健康档案　社区健康档案是记录社区自身特征和居民健康状况的资料库。其以社区为单位，通过入户居民卫生调查、现场调查和现有资料搜集等方法，收集和记录反映社区主要健康特征、环境特征，以及资料及其利用状况的信息，并在系统分析的基础上评价居民健康需求，最终达到以社区为导向，进行整体性、协调性卫生保健服务的目的。

➡ 三、建立社区健康档案的目的及意义

(1)掌握社区居民基本情况和健康现状。

(2)便于正确理解社区个体、家庭和群体的健康问题。

(3)为社区预防提供依据。

(4)有利于做好社区动员。

(5)提供法律依据。

(6)为社区卫生教育和科研提供信息资料。

四、社区居民健康档案的格式与内容

根据 2017 年《国家基本公共卫生服务规范(第 3 版)》要求,基层卫生服务机构应以家庭为基本单位统一建立健康档案,同时获得充分的家庭健康相关信息。采用以问题为中心的记录方式,清晰突出实际存在的问题,以便进行电子信息化管理,以备资料的调取、阅读和分析处理。

1. 居民健康档案的格式

居民健康档案是覆盖完整生命周期中的所有健康状况及其接受各种形式医疗保健服务记录的总和,是个人健康信息的全面记载。完整、系统的居民健康档案一般包含个人、家庭及社区的健康动态信息资料记录。《国家基本公共卫生服务规范(第 3 版)》明确规定和统一了个人健康档案格式的基本框架,主要包括健康档案封面、个人基本信息表、健康体检表、诊疗服务记录表等。

2. 居民健康档案的内容

(1)健康档案封面:包括个人姓名、现住址、户籍地址、联系电话、乡镇(街道)名称、村(居)委会名称、建档单位、建档人、责任医生、建档日期。封面页包括居民对应的 17 位编码,该编码是以国家统一的行政区划代码与居民建档顺序相结合进行编制,并将建档居民的身份证号码作为身份识别码,每个居民拥有唯一的健康档案编码。建立居民身份唯一识别机制,是满足居民电子健康档案唯一性和有效性的基本条件,是实现电子健康档案共享应用的基础性保障,为实现信息平台的资源共享奠定了基础。

(2)个人基本信息表:居民首次建档时需要填写个人基本信息表,包括个人基础信息和基本健康信息。基础信息包括姓名、性别、出生日期、常驻类型、文化程度、职业、婚姻状况、医疗费用支付形式等;基本健康信息包括药物过敏史、暴露史、既往史、家族史、遗传病史、残疾情况和生活环境等。

(3)健康体检表:居民首次建档做健康检查时,以及为老年人、高血压病人、2 型糖尿病病人和重型精神障碍病人等重点人群进行年度健康检查时填写。根据健康检查项目,其内容主要包括症状、一般状况、生活方式、脏器功能、查体、辅助检查、主要现存健康问题、住院治疗情况、主要用药情况、非免疫规划预防接种史、健康评价及健康指导。

(4)诊疗服务记录:包括接诊、会诊、双向转诊记录。接诊记录是居民由于急性或短期健康问题接受咨询或医疗卫生服务时使用,记录信息应如实反映居民接受服务的具体全过程;会诊记录通常在居民接受会诊时使用,由责任医师填写会诊原因、会诊意见等;会诊记录通常双向转诊转出时需填写双向转诊记录单,内容包括病人病情初步判断、主要现病史、既往史、治疗经过、康复建议等。

(5)重点人群健康管理档案:针对社区内的 0~6 岁儿童、孕产妇、老年人、慢性病病人和重型精神障碍病人等人群还需建立相应的重点人群健康管理档案。

1)儿童健康管理服务记录:主要根据儿童的不同年龄阶段填写健康检查记录表,其记录内容也有所差别。另附有 0~3 岁男女童的生长发育检测图,根据儿童的体重与身高的体检结果记录儿童的生长曲线,便于动态观察和管理儿童的生长发育情况。还包括 0~36 月龄儿童的中医药健康管理服务记录表,主要在儿童不同年龄阶段进行随访时填写。

2)孕产妇健康管理服务记录：包括孕早、中、晚期健康管理内容。①第1次产前随访服务记录：孕妇在孕13周前第一次接诊时有医生填写并记录，主要包括孕次、产次、末次月经、孕周、预产期、妇产科手术史等信息外，还包括孕妇的体重指数、体格检查、妇科检查和辅助检查，以及对孕妇总体情况的评估和保健指导内容等。②第2~5次产前随访服务记录有助产技术服务资质的医疗卫生机构进行相应的检查后记录，主要内容包括孕周、主诉、体重、产科检查、辅助检查及健康指导内容等。③产后访视记录：产妇出院后一周内由医务人员到产妇家中进行产后检查时填写，主要包括健康状况、心理状况、血压、乳房、恶露、伤口等检查记录和健康指导内容。④产后42天健康检查记录：与产后访视记录表内容相似，最后根据产妇恢复情况记录产后访视处理结果。

3)老年人健康管理记录：包括生活方式、健康评估、体格检查、辅助检查和健康指导等服务内容的记录信息。另外，还包括老年人中医药健康管理服务记录，主要针对辖区内65岁及以上常驻居民提供每年1次的中医药健康管理服务，内容主要包括中医体质辨识和中医药保健指导。

4)高血压病人和2型糖尿病病人的健康管理服务记录：包括病人的症状和体征、生活方式指导、辅助检查、服药依从性、药物不良反应、低血糖反应、随访分类、用药情况、转诊及下次随访时间等慢性病随访监测记录，为制订慢性病病人针对性的干预措施提供依据。

5)严重精神障碍病人健康管理服务记录：对于严重精神障碍病人除了需填写个人信息外，还应填写严重精神障碍病人个人信息补充表，在每次随访时还应填写随访服务记录表。

6)肺结核病人健康管理服务记录：针对辖区内确诊的常住肺结核病人实施随访服务并由医生填写记录表。在首次入户访视后，需填写肺结节病人第一次入户随访记录表。若继续为肺结核病人实施随访服务，则需要填写肺结核病人随访服务记录表，内容与初次入户随访记录表相似，主要增加了对药物不良反应、并发症或合并症、转诊情况及处理意见等，若需要对肺结核病人终止随访服务，则在记录表中需具体写出停止治疗及原因、全程管理情况等信息。

◆ 五、建立居民健康档案的方法及注意事项

建立居民健康档案有两种最基本的方法，即个别建档和社区全面建档。此外，还需要政府的统计资料、现有的医疗登记资料、医疗工作日志、个人和家庭健康档案、社区调查资料等。建立居民健康档案的注意事项有：

1.建档　建立档案不可能一蹴而就。档案中的有些资料是相对表面的、稳定的，可以通过短时间的观察和了解下定论；而有些资料则需要通过长期的观察、分析、综合，才能做出全面、正确的判断；还有一些资料，如病人的隐私、家庭极力避讳的问题等，只能在一定的时机和建立信任的基础上获得；此外，有些资料还会不断地变化。因此，档案建立是一个连续、动态的长期过程。

2.力求资料的客观性和准确性　医护人员遵守职业规范，采取严肃、认真、科学的态度，深入了解个人及其家庭情况，尽量在临床接触、家访、社区调查和测验中获得更多客观的资料。有些资料虽然是主观的，但也必须有一些比较客观的依据，力求准确。

3.注意所收集资料的价值　影响健康的因素广泛存在，档案资料不可能面面俱到地记

录,应有重点。但需注意的是,资料的重要性随家庭或个人所面临状况或问题的变化而变化。

4.避免墨守成规　健康档案中所列出的基本项目并不能包括所有影响个人及其家庭健康的重要资料,在实际应用中还须根据具体情况及时添加一些重要项目。

六、居民健康档案的建立及使用

1.居民健康档案的建立　辖区居民到乡镇卫生院、村卫生室、社区卫生服务中心(站)接受服务时,由服务人员负责为其建立居民健康档案;通过入户服务(调查)、疾病筛查、健康体检等多种方式,由乡镇卫生院、村卫生室、社区卫生服务中心(站)组织服务人员为居民建立健康档案;已建立居民电子健康档案信息系统的地区应由乡镇卫生院、村卫生室、社区卫生服务中心(站)通过上述方式为个人建立居民电子健康档案,并发放国家统一标准的医疗保健卡;将医疗卫生服务过程中填写的健康档案相关记录表单,装入居民健康档案袋统一存放。农村地区可以家庭为单位集中存放保管。居民电子健康档案的数据存放在电子健康档案数据中心。

2.居民健康档案的使用　已建档居民到乡镇卫生院、村卫生室、社区卫生服务中心(站)复诊时,应持居民健康档案信息卡(或医疗保健卡),在调取其健康档案后,由接诊医生根据复诊情况,及时更新、补充相应记录内容;入户开展医疗卫生服务时,应事先查阅服务对象的健康档案并携带相应表单,在服务过程中记录、补充相应内容。已建立电子健康档案信息系统的机构应同时更新电子健康档案;对于需要转诊、会诊的服务对象,由接诊医生填写转诊、会诊记录;所有的服务记录由责任医务人员或档案管理人员统一汇总、及时归档。

七、服务要求

(1)乡镇卫生院、村卫生室、社区卫生服务中心(站)负责首次建立居民健康档案、更新信息、保存档案;其他医疗卫生机构负责将相关医疗卫生服务信息及时汇总、更新至健康档案;各级卫生行政部门负责健康档案的监督与管理。

(2)健康档案的建立要遵循自愿与引导相结合的原则,在使用过程中要注意保护服务对象的个人隐私。建立电子健康档案的地区,要注意保护信息系统的数据安全。

(3)乡镇卫生院、村卫生室、社区卫生服务中心(站)应通过多种信息采集方式建立居民健康档案,及时更新健康档案信息,保持资料的连续性。

(4)统一为居民健康档案进行编码,采用17位编码制,以国家统一的行政区划编码为基础,以村(居)委会为单位,编制居民健康档案唯一编码。

(5)按照国家有关专项服务规范要求记录相关内容,记录内容应齐全完整、真实准确、书写规范、基础内容无缺失。各类检查报告单据和转、会诊相关记录应粘贴留存归档。

(6)健康档案管理要具有必需的档案保管设施设备。按照防盗、防晒、防高温、防火、防潮、防尘、防鼠、防虫等要求妥善保管健康档案。

(7)积极应用中医药方法为城乡居民提供中医健康服务,记录相关信息纳入健康档案管理。

（8）电子健康档案在建立完善、信息系统开发、信息传输全过程中应遵循国家统一的相关数据标准与规范。

⬦ 八、考核指标

（1）健康档案建档率＝建档人数/辖区内常住居民数×100%。

（2）电子健康档案建档率＝建立电子健康档案人数/辖区内常住居民数×100%。

（3）健康档案合格率＝抽查填写合格的档案份数/抽查档案总份数×100%。

（4）健康档案使用率＝抽查档案中有动态记录的档案份数/抽查档案总份数×100%。

注：有动态记录的档案是指1年内有符合各项服务规范要求的相关服务记录的健康档案。

▎ 第三节　社区卫生服务信息系统

医药卫生信息系统建设是深化医药卫生体制改革、建设服务型政府、促进医药卫生事业健康发展的重要手段和技术支撑。目前，我国已有大量正在运行和使用的卫生业务信息系统，典型的有医院信息系统、社区卫生服务信息，我国已有大量正在运行。本节重点围绕社区卫生服务信息系统讲解。

⬦ 一、社区卫生服务信息系统概述

社区卫生服务信息系统体现了现代信息技术在医疗卫生领域的充分应用，有助于实现资源整合、流程优化，降低运行成本，提高服务质量、工作效率和管理水平，是区域公共卫生服务信息系统的重要组成部分。

（一）社区卫生服务信息系统定义

社区卫生服务信息系统是应用电子计算机网络通信设备，为城乡各级社区卫生服务中心、服务站、诊所、村卫生室等社区卫生服务机构及其所属各部门提供居民医疗、预防、保健、康复、健康教育等服务信息、管理信息和决策信息，以及将这些信息收集、存储处理、提取和数据通信，满足所有授权用户对信息的各种功能需求的计算机应用软件系统。

（二）社区卫生服务信息系统的构成

社区卫生服务信息系统主要由硬件系统和软件系统两大部分组成。在硬件方面，要有高性能的中心电子计算机或服务器、大容量的存储装置、遍布社区卫生服务机构各部门的用户终端设备及数据通信线路等，组成信息资源共享的计算机网络。在软件方面，需要具有面向多用户、多种功能的计算机软件系统，包括系统软件、应用软件和软件开发工具等各种社区卫生服务管理信息数据库及数据库管理系统。

社区卫生服务信息系统（软件）的基本功能模块主要包括居民健康档案信息系统、基于社区医生工作站的全科医学诊疗系统、基于通用条形码技术的医卡通系统、双向转诊平台系统、药店(品)管理系统、社区护士工作站、社区医院收费管理系统、短信平台系统、区域健康服务业务交流平台系统等。根据社区卫生服务信息系统的使用者和使用目的不同，可分为以下四类：

1.管理信息系统　在社区卫生服务中心建立计算机网络系统，实现社区卫生服务机构门诊、药品、病案、财务、物资、认识等信息全面、及时动态的系统管理。社区卫生服务管理信息系统主要包括组织管理、计划管理、营销管理、业务技术管理、质量管理、科研教育管理、行政后勤管理、人财物资源管理、时空间管理及统计信息管理等。

2.服务信息系统　社区卫生服务信息系统包括全科医疗、免疫接种管理、慢性病管理、健康档案管理等信息系统。

(1)全科医疗信息系统：主要用于全科医生记录社区门诊接诊工作中产生的医疗记录，并随时可阅、更新病人的健康档案，具体包括全科诊疗、健康咨询、周期性健康检查、上门服务、家庭病床、院前急救、双线转诊、社区康复、慢性病管理、传染病管理、健康教育、计划生育技术指导等内容。

(2)免疫接种管理信息系统：主要用于儿童免疫过程记录，包含免疫记录、预约管理、疫苗存储管理、免疫查询等，具体包括计划免疫、预防接种、接种记录、强化免疫、质量控制及意外处理等内容。

(3)慢性病管理信息系统：根据社区建档的慢性病病人建立专门的慢性病随访记录，记录病情的发展过程，以便制定合适的干预方案，具体包括疾病监测、患病登记报告、随访登记、干预措施、效果评价等。

(4)健康档案管理信息系统：健康档案管理是社区卫生服务信息系统的核心，具体包括新建、注销、删除、恢复、查询、更新等健康档案管理模块。

(5)社区保健管理系统：围绕儿童、孕产妇、妇女、老年人等重点人群实施系统管理，儿童保健管理涉及新生儿访视管理、儿童系统管理、体弱儿管理等儿童生长发育资料管理及发育的评价；孕产妇保健管理主要包括基本信息、初复诊信息、访视信息等管理；妇女主要针对妇科常见病病人的查治信息管理；老年保健管理主要包括老年人健康状况及医疗服务管理信息管理。

3.评价信息系统　社区卫生服务评价信息系统主要包括社区卫生服务需求评价、社区卫生服务满意度评价、社区居民健康水平评价、健康教育效果评价、社区卫生服务质量评价、社区卫生服务态度评价、社区卫生服务费用效益评价、社区卫生服务效果评价等。

4.决策信息系统　社区卫生服务系统提供的信息可成为社区卫生服务决策的依据，主要包括社区卫生服务发展目标和对策信息、社区卫生服务资源配置和结构调整信息、社区卫生服务可持续发展信息、社区卫生服务组织建设和科学管理信息、社区卫生服务技术引进和项目开发信息等。

◆　二、社区卫生服务信息系统在社区健康管理中的应用

在信息技术快速发展的过程中，我国卫生信息化建设经历了从无到有，从局部到全局，从医院向其他各业务领域不断发展渗透的过程，卫生信息化逐渐成为医疗卫生服务体系不可或缺的部分。以下主要介绍区域卫生信息平台系统、智慧医疗在社区健康管理中的应用：

（一）区域卫生信息平台系统的应用

区域卫生信息化建设已被公认是未来医疗行业的发展方向。区域卫生信息平台是连接规划区域内各机构的基本业务信息系统的数据交换和共享平台，是让区域内各信息化系统之间进行有效信息整合的基础和载体，也是区域卫生信息化建设的核心之一。

1. 注册服务　以个人、医疗卫生人员、医疗卫生机构等实体，每个实体形成各类注册库，实施注册管理服务。

2. 健康信息储存、共享及协同服务　根据个人基本信息、主要疾病和健康问题摘要、老年保健、儿童保健、妇女保健、疾病控制、疾病管理等健康档案信息的分类形成存储库，实现居民区域范围内所有医疗卫生机构享受医疗服务时实现一卡通用，在安全共享和利用居民健康信息的基础上，优化业务流程。

3. 全程健康档案服务　以居民健康为核心，贯穿生命周期全过程，涵盖各种健康相关因素，实现信息多渠道动态收集，分析来自外部资源的信息并保存这些信息到存储库，也可以反向响应外部医疗卫生服务点的检索、汇聚并数据反馈。

4. 信息接口服务　主要包括数据储存服务、业务管理、基本业务系统和健康档案浏览之间的通信，还包括应用软件系统的安全管理、隐私保护等服务内容。

5. 医疗机构内部信息系统　数据交换主要涉及对医疗机构内部信息系统业务数据的采集、整合及医疗机构内部信息系统之间业务联动等内容。

（二）智慧医疗

随着互联网+、大数据等信息技术与医疗卫生相融合，卫生信息化建设进入人工智能时代。在2009年，美国医疗健康论坛上首次提出"智慧医疗"这一概念。除了区域卫生信息化建设，远程医疗信息系统建设、医院智能化系统建设等成为了热点，当前我国智慧医疗建设及应用模式大致分为以下三类：

1. 智慧医院　从大医院到基层医疗卫生机构（大多是社区卫生服务中心），将互联网+、大数据等信息化手段应用于医院，融合全流程移动就医平台，为病人提供预约诊疗、候诊提醒、院内导航、检查检验结果查询、划价缴费、健康教育等服务。在服务形式上，有效整合医疗卫生大数据和人工智能技术，建立智能化诊疗指南，保障医疗安全。而且，医生在任何地点随时访问移动医生工作站，实现查房、查阅影像结果等，提高了工作效率。在医院管理上，运用大数据技术进行医院综合运营管理，可实现药品、试剂、耗材、物品等物流全流程追溯，资产全生命周期管理，财务业务一体化联动，收入付款管理、预算管理、成本核算等。

2. 智慧医疗集团　城市医疗集团中，有牵头医院通过建立远程平台，为医疗集团内各成员单位提供远程影像、远程教学、科普宣教、视频会议、远程诊疗、双向转诊等远程服务。在远程医疗平台基础上，区域医疗联合体成员单位间实现预约诊疗、双向转诊、病历查询、检验检查结果查询等服务，体现了上下联动、急慢分治的分级诊疗格局。

3. 智慧医疗服务体系　主要依托区域卫生服务信息平台，联动医疗卫生机构电子病历系统和居民电子健康档案系统，实现一定区域内医院、基层医疗卫生机构及病人居家产生的医疗健康信息互联共享，实现区域内医疗卫生机构接诊医生，都能够获取病人健康档案、既往诊疗记录等信息，以辅助大医院的医生和家庭医生开展工作。医生携带移动医疗设备，能够实施采集病人居家血糖、血压、心电等数据，提高病人自我管理意识和水平，并对病人的行为生活方式相关的健康危险因素进行提示和健康教育，为居民提供全周期、针对性的精准化健康服务。另外，根据国内运营商所开发的多种医疗健康 App 的"手机医疗"服务、便于居民进行健康体检的信息化"健康小屋"等，进一步推动了智慧医疗业务，助力我国智慧医疗服务本系的发展。

第十章PPT

社区护理学实训指导

实训一　社区居民健康档案的建立与管理

◆ 一、实训目标

1. 考查学生对居民健康档案建立流程和管理的基本知识的理解和掌握程度。
2. 训练运用不同方法，掌握社区居民健康档案的基本能力。

◆ 二、实训内容与形式

案例：对社区护理在老年高血压病人社区管理中的效果进行深入探析

方法：选取 100 例 2018 年 2 月至 2019 年 2 月于该社区治疗的老年高血压病人作为研究对象，并将其随机分组，对照组采用常规护理干预措施，实验组接受社区护理干预，将两组病人实验室指标、血压控制效率、生活行为方式、治疗依从性及护理满意度进行比较。结果与对照组相比，实验组病人的实验室指标、血压控制效率、生活行为方式、治疗依从性及护理满意度均有显著改善，且差异具有统计学意义（$P<0.05$）。社区健康管理实施过程如下：

（1）建立档案：全科医生和社区护士为病人建立包括姓名、住址、联系方式、生活情况等基本信息的健康档案，与病人保持联系，并对病人潜在危险因素进行分析，制定具有针对性的护理措施，定期进行随访，认真记录干预前后的血压监测情况、生活习惯、生活方式以及诊疗情况等。

（2）健康教育：耐心讲解药物名称、服药剂量、服药方法等，叮嘱病人严格按照医嘱服药，不能擅自停药、更改服药剂量、药物的使用方法等；以及良好生活习惯，并开展观看安全视频及安全知识讲座等活动，从而加强病人对老年高血压知识的了解，让恢复效率得以提升。

（3）饮食护理：指导病人关于饮食习惯的知识，告知其盐分的摄入应加以严格的控制，多食用低糖低脂低热量的食物。

（4）运动：制定针对性运动方案，如散步、打太极等；也可发放保健操动作要领，每天由护士带领做操，其余时间病人在家中自行练习。

（5）心理护理：护理人员积极的与病人进行沟通，运用催眠暗示法、听音乐以及放松疗法等方式对其进行心理疏导，排解其不良情绪，从而减少高血压并发症。

请思考并回答以下问题：

①结合案例说明社区健康管理有哪些策略？

②该社区是如何针对高血压病人特点开展健康管理的？

③结合所学知识深入社区学习并实践，建立一份高血压病人的个人健康档案。

三、实训要领

1. 通过以上案例学习掌握案例分析涉及的本章主要知识。

2. 找出案例分析涉及的详细实施计划。

3. 可通过查找文献资料，必要时进行调查研究，了解目前我国社区健康管理的进展和意义。

四、成果要求和评分

1. **分组或独立完成**　如果以分组形式完成，形成以 1 名同学为主，其余同学为辅的小组模式，分别承担资料查找、案例分析和总结归纳、撰写书面报告等工作。研究过程应当在充分发挥所有成员同学主动性、积极性的基础上实现同学间的互助、交流和协作。

2. **提交书面报告**　①分析部分的字数在 800 字左右，分析部分要求观点明确、条理清晰，涉及学科相关知识点时需讲清楚作为理由和依据的基本知识，更要针对案情事实进行分析并得出明确的结论。②每小组需提交一份高血压病人的个人健康档案，调查过程中遵守伦理原则，纪录全面且清晰。

3. **评分**　分组完成的案例分析报告由组长根据小组成员在参与过程中的贡献度进行初步评分，最后由老师根据评分规则打分。独立完成的案例分析报告可由老师根据评分规则直接打分。

附件：书面作业

案例分析报告

1. 结合案例说明社区健康管理有哪些策略。

2. 该社区是如何针对高血压病人特点开展健康管理的？

3. 结合所学知识深入社区学习并实践，建立一份高血压病人的个人健康档案。

实训二　社区开展健康教育

一、实训目标

1. 考查学生对社区健康教育的概念，以及不同人群的健康教育特点。

2. 训练理论联系实际的能力，通过查找相关文献、实地调查能够解释我国社区开展健康教育存在的问题，并能够结合不同人群特点，应用社区健康教育相关理论，掌握社区健康教育的设计与实施步骤。

二、实训内容与形式

（一）案例介绍

社区护士王某在对某小学的学生进行营养相关知识和饮食行为调查时发现，全校 2110 名小学生中，仅有 24.6% 的被调查学生认为自己现在的营养和食品安全知识足够，学生及父母关于早餐相关认知正确率分别为 56.4%、60.2%，有 81.2% 的学生能够每天吃早餐。能否每日吃早餐受到营养知识，以及父母营养知识等因素的影响。社区护士计划联合校医，在该小学开展专门针对早餐的健康干预项目。

（二）护理评估

1. **社会学因素评估**　该小学学生所在家庭整体经济状况水平良好，学生不吃早餐的比例是家庭经济状况较差者高于家庭经济状况好者。小学或所在社区对于学生早餐或饮食的健康教育工作未有较广泛开展，仅有 30.2% 的家庭表达接受过社区或学校该领域的专业健康教育。

2. **流行病学评估**　该小学有 81.2% 的学生能够每天吃早餐，每周吃 3~4 次的为 10.7%，每周吃 1~2 次的为 6.6%，几乎不吃的为 1.5%。1 周几乎不吃早餐的学生营养不足率为 16.5%。其中生长迟缓率和消瘦率分别为 5.6%、11.0%，均高于每天吃早餐的学生。

3. **行为与环境评估**　在早餐认知与行为方面，仅有 24.6% 的被调查学生认为自己现在的营养和食品安全知识足够，学生及父母早餐相关认知正确率分别为 56.4%、60.2%。在未能够每天吃早餐的学生中，处于无意识和有意识阶段的学生占 75.4%，准备阶段的为 24.6%，此外，能够每天吃早餐的学生基本处于行动和维持阶段。在饮食环境方面，吃早餐的学生中，95.0% 的学生在家吃早餐，3.5% 在学校吃早餐，1.5% 在餐馆或者小吃摊吃早餐。19.5% 的学生早餐营养质量差，母亲准备的早餐营养充足和良好比例均高于其他准备者。

（三）护理目标

1. 学生所在的每个家庭基本均能够获得关于规律早餐的社区或学校健康干预，覆盖率从现有 30.2% 至少提升至 95.0%。

2. 学生及父母知晓营养和早餐相关知识，能够认识到不吃早餐的严重性，早餐相关认知正确率分别从现有的 56.4%、60.2%均增加至 90.0%。

3.学生能够养成规律早餐的健康饮食习惯,早餐就餐率由 78.2%增加到 95.0%。

请思考并回答以下问题:

①针对以上案例资料,提出存在的护理诊断和护理措施。

②针对儿童采取的社区健康教育需符合哪些特点?

③该学校的学生在制订健康教育护理措施时可采取哪些形式?

三、实训要领

1.了解社区开展健康教育的现状和特点。

2.解释我国开展社区健康教育的必要性。

3.查找文献资料,并进行实地调查,根据社区护理知识以及有关政策文件,分析我国社区健康教育现状和特点,以及未来发展趋势。

四、成果要求和评分

1.分组或独立完成　如果以分组形式完成,形成以 1 名同学为主,其余同学为辅的小组模式,分别承担资料查找、案例分析和总结归纳、撰写书面报告等工作。研究过程应当在充分发挥所有成员同学主动性、积极性的基础上实现同学间的互助、交流和协作。

2.提交书面报告要求　①列出作为案例分析依据的政策法规、社区护理管理制度;②分析部分的字数在 800 字左右,分析部分要求观点明确、条理清晰,涉及学科相关知识点时需讲清楚作为理由和依据的基本知识,更要针对案情事实进行分析并得出明确的结论。

3.评分　分组完成的案例分析报告由组长根据小组成员在参与过程中的贡献度进行初步评分,最后由老师根据评分规则打分。独立完成的案例分析报告可由老师根据评分规则直接打分。

附件：书面作业

案例分析报告

1. 案情

2. 有关社区护理的相关政策规定

3. 分析

(1)针对以上案例资料，提出存在的护理诊断和护理措施。

(2)针对儿童采取的社区健康教育需符合哪些特点？

(3)该学校的学生在制订健康教育护理措施时可采取哪些形式？

实训三　家庭访视

➡ 一、实训目标

1. 考查学生对家庭访视的概念、对象、程序等基本知识的理解和掌握程度。
2. 运用家庭护理评估工具收集家庭健康相关资料，制订家庭访视程序。

➡ 二、实训内容与形式

(一)访视前准备

(1)确定访视对象：根据赵大爷因 2 型糖尿病症状得到缓解刚出院来进行访视。

(2)确定访视目的及计划：初次访视前查询赵大爷的家庭健康档案等资料，获取他的家庭健康相关信息，结合病人属于慢性病需要长期居家照护治疗的需求，本次指导的内容是教会赵大爷血糖仪的正确使用方法。

(3)准备访视用品：血糖仪一副。

(4)联络访视：访视之前已通过电话与赵大爷取得联系并预约。

(5)访视备案：在社区护士出发访视前，已在单位留下访视家庭的户名、访视目的、家庭地址、路线、联系方式、出发时间、预计返回时间等，以便有特殊情况发生时能尽快取得联系。

(二)访视时场景

来到赵大爷家中，向赵大爷做简单的自我介绍，确定对象本人是赵大爷，告知本次访视的目的是教会其血糖仪的正确使用方法，所需时间是 20 分钟。

(1)血糖仪使用方法：

1)将采血针安装在采血笔中，调整好笔的深浅档次。

2)打开血糖仪，将血糖试纸插到血糖仪凹槽处，直到血糖仪发出采血提示声，表示准备就绪。

3)老人使用采血笔在患病老人已消毒的手指根部朝指尖方向采血，将血滴在血糖仪的测试端，保证血液滴在凹槽处的试纸上，数秒后血糖仪可自动显示血糖读数，即为测量的血糖数值。需要注意，采血笔上档次的数值越大，则扎的越深。老人采血前需要仔细消毒取血的部位，血量过少可能会影响显示结果。

(2)告知赵大爷诊断标准：空腹血糖≥7.0 mmol/L，餐后血糖≥11.1 mmol/L。

请思考并回答下列问题：

①根据所提供资料列出家庭的健康问题，并为其制订家庭护理计划。

②阐述实施过程中可能存在的问题，并提出未来发展方向。

③阐述访视后还需完成哪些工作。

◈ 三、实训要领

1.阅读案例所提供的信息，评估家庭的基本情况、危及家庭健康的问题、家庭访视中需注意的问题等。

2.学习和掌握案例分析涉及的本章主要知识。

3.通过查找文献资料以及有关政策文件，分析我国发展连续性护理照顾模式可能存在的问题及其对策。

◈ 四、成果要求和评分

1.分组或独立完成　如果以分组形式完成，形成以1名同学为主，其余同学为辅的小组模式，分别承担资料查找、案例分析和总结归纳、撰写书面报告等工作。研究过程应当在充分发挥所有成员同学主动性、积极性的基础上实现同学间的互助、交流和协作。

2.提交书面报告　①分析部分的字数在800字左右，分析部分要求观点明确、条理清晰，涉及学科相关知识点时需讲清楚作为理由和依据的基本知识，更要针对案情事实进行分析并得出明确的结论。②每小组需提交一份糖尿病病人的个人健康档案，调查过程中遵守伦理原则，纪录全面且清晰。

3.评分　分组完成的案例分析报告由组长根据小组成员在参与过程中的贡献度进行初步评分，最后由老师根据评分规则打分。独立完成的案例分析报告可由老师根据评分规则直接打分。

附件：书面作业

案例分析报告

1. 根据所提供资料列出家庭的健康问题，并为其制订家庭护理计划。

2. 阐述实施过程中可能存在的问题，并提出未来发展方向。

3. 阐述访视后还需完成哪些工作。

实训四　慢性病病人的管理方法与策略

一、实训目标

1. 考察对慢性病的概念、特点、分类、危险因素、影响因素、慢性病社区管理的意义等基本知识的理解和掌握程度。

2. 掌握社区慢性病病人管理流程，并具备社区慢性病病人个体化干预的能力。

二、实训内容与形式

(一)案例介绍

张先生，61 岁，某机关干部，去年刚退休。2 周前因情绪激动突然出现剧烈头痛、头晕、烦躁、胸闷、心悸、恶心、呕吐伴视力模糊急诊入院，经过医护人员的积极治疗，其病情得以控制，5 天后出院。目前，在接受社区护士家庭访视时，了解到病人有吸烟史 20 年，每天 10~20 支/d。高血压病史 10 年，间断服用降压药物治疗。爱好读报、看电视，无规律运动。情绪不稳定，急躁易怒。平素喜食肉类，口味较重。

(二)社区护理评估

1. 身高、体重、血压：173 cm，70 kg，BMI＝23.39，血压 135/85 mmHg。

2. 日常饮食、运动情况：三餐正常，食欲尚可，每天吸烟 10~20 支，每天散步半小时。

3. 日常生活活动(ADL)能力评定：生活基本自理。

4. 询问病人及其家属高血压相关知识，以及血压突然升高的处理方法：病人及家属对疾病相关知识了解较少。

(三)社区护理诊断

1. 潜在并发症　高血压急症。

2. 知识缺乏　缺乏高血压疾病相关危险因素以及相关护理知识与技能。

3. 不良情绪：易躁易怒　与刚退休不适应角色转换有关。

(四)护理目标

1. 病人能够掌握高血压相关危险因素以及相关护理知识与技能。

2. 病人的病情稳定，体重控制在正常范围以内，每周适量运动。

请思考并回答以下问题：

①请阐述高血压病人的社区管理流程。

②请阐述社区高血压病人的分类干预措施。

③请阐述高血压病人的个体化干预内容。

三、实训要领

1. 了解慢性病的流行病学特点。

2. 学习和掌握不同种类慢性病的基础知识。

3. 检索《国家基本公共卫生服务规范(第 3 版)》政策文件，熟悉主要慢性病(高血压与糖尿病)的健康管理服务规范。

4. 查找慢性病相关政策及文献资料，根据慢性病的基本知识和社区管理服务内容，必要时进行社区慢性病病人的调查，研究社区护理在社区慢性病病人管理中的作用和影响。

四、成果要求和评分

1. 分组或独立完成　如果以分组形式完成，形成以 1 名同学为主，其余同学为辅的小组模式，分别承担资料查找、案例分析和总结归纳、撰写书面报告等工作。研究过程应当在充分发挥所有成员同学主动性、积极性的基础上实现同学间的互助、交流和协作。

2. 提交书面报告　①分析部分的字数在 800 字左右，分析部分要求观点明确、条理清晰，涉及学科相关知识点时需讲清楚作为理由和依据的基本知识，更要针对案情事实进行分析并得出明确的结论。②每小组需提交一份高血压病人的个人健康档案，调查过程中遵守伦理原则，纪录全面且清晰。

3. 评分　分组完成的案例分析报告由组长根据小组成员在参与过程中的贡献度进行初步评分，最后由老师根据评分规则打分。独立完成的案例分析报告可由老师根据评分规则直接打分。

附件：书面作业

案例分析报告

1. 案情简介

2. 慢性病管理相关政策文件

3. 分析

（1）请阐述高血压病人的社区管理流程。

（2）请阐述社区高血压病人的分类干预措施。

（3）请阐述高血压病人的个体化干预内容。

图书在版编目(CIP)数据

社区护理学／高莉，李丹丹主编. —长沙：中南大学
出版社，2023.2

ISBN 978-7-5487-5188-5

Ⅰ.①社… Ⅱ.①高… ②李… Ⅲ.①社区－护理学－
高等职业教育－教材 Ⅳ.①R473.2

中国版本图书馆 CIP 数据核字(2022)第 212233 号

社区护理学
SHEQU HULIXUE

高莉　李丹丹　主编

□出 版 人	吴湘华
□责任编辑	李　娴
□责任印制	唐　曦
□出版发行	中南大学出版社
	社址：长沙市麓山南路　　　　邮编：410083
	发行科电话：0731-88876770　　传真：0731-88710482
□印　　装	长沙雅鑫印务有限公司

□开　　本	787 mm×1092 mm　1/16　□印张 10.5　□字数 261 千字
□互联网+图书	二维码内容　字数 309 字　视频 2 小时 41 分钟 37 秒　PPT 407 张
□版　　次	2023 年 2 月第 1 版　　□印次 2023 年 2 月第 1 次印刷
□书　　号	ISBN 978-7-5487-5188-5
□定　　价	30.00 元